Auf den Punkt gebracht
Ein Leitfaden zum Thema Hashimoto

von Manuela Döring

AF192150

Buchbeschreibung:

Hashimoto-Thyreoiditis hat sich zur häufigsten Autoim-muner-krankung entwickelt. Mehr als 10% der deutschen Bevölkerung sind bereits davon betroffen.

An Hashimoto zu erkranken ist, anders als manche emp-finden oder denken, nicht das Ende der Welt. Allerdings können manch-mal mehrere Jahre vergehen, bis die Diagno-se gestellt wird. Häufig wird nach der Diagnosestellung ein Schilddrüsen-präparat verschrieben und der Patient mit den Worten "das ist dann so. Damit müssen Sie nun leben"

In diesem Buch erfahren Sie alles Wichtige über die Er-krankung zusammengefasst. In einem DIY-Kapitel sehen Sie, welche Maß-nahmen Sie selbst schon umsetzen kön-nen.

Und so kann ein "Ende der Welt" zu einem Neuanfang mit mehr Lebensenergie mit der Erkrankung werden.

Über den Autor:

Mein Name ist Manuela Döring, und ich wurde 1970 in Bremen geboren. Seit 1987 bin ich in der Medizin tätig. Ich bin Mutter von zwei Kindern und habe bereits neun Enkelkinder.

Im Jahr 2007 habe ich die Ausbildung zur Rettungsassistentin abgeschlossen. Zudem bin ich seit 2010 auch als Masseurin aktiv. 2016 bestand ich die Prüfung zur Heilpraktikerin und arbeite seither in eigener Praxis.

Mein Schwerpunkt liegt auf der Schilddrüse sowie allen damit verbundenen Themen. Dazu gehören unter anderem Magen-Darm-Erkrankungen, hormonelle Dysregulationen, Kinderwunsch, akute und chronische Schmerzen, Histaminosen, Stoffwechselstörungen, Depressionen, Long-Covid, Impfnebenwirkungen und Autoimmunerkrankungen, einschließlich der damit einhergehenden mitochondrialen Störungen.

In meiner Praxis setze ich verschiedene Therapieschwerpunkte ein, darunter Infusionstherapie, orthomolekulare Medizin, Sauerstofftherapie nach Dr. Regelsberger, Ozon-Sauerstofftherapie, Mikrostromtherapie, Osteopathie, Chiropraktik, Schröpfbehand-

lungen, Kinesiotaping, Neuraltherapie, Mykotherapie und Gem-
mo-Therapie sowie Blutegeltherapie.

Auf den Punkt gebracht

Ein Leitfaden zum Thema Hashimoto

von Manuela Döring

www.naturmed-gesundheitspraxis.de

1. Auflage, 2025

© 2025 Manuela Döring
Verlag: BoD · Books on Demand GmbH, Überseering 33,
22297 Hamburg, bod@bod.de

Druck: Libri Plureos GmbH, Friedensallee 273, 22763 Hamburg

ISBN: 978-3-7693-2639-0

Widmung und Danksagungen

Für alle die, die ein kleines und kompaktes Büchlein haben möchten, um sich einen Überblick zu verschaffen.
Und für die, die eine frische Diagnose bekommen haben und wissen wollen, was sie haben.

Ein Dank gilt all meinen lieben Leuten, die monatelang immer wieder von mir zu hören bekamen, dass ich das erste Buch fast an den Start habe.

Ein besonderer Dank geht an meine Kinder Sara und Alexander, die sich immer die Ideen anhören, obwohl sie mit ihren Familien schon genug um die Ohren haben.

Und ein Dank an Birgit, die nach so langer Zeit der Freundschaft mit Höhen und Tiefen immer an meiner Seite ist.

Ein weiteres Dankeschön möchte ich Dr. med. Markus Braunfels widmen.
Bei ihm habe ich eine so umfangreiche und qualitativ hochwertige Ultraschallausbildung genossen, wie ich sie mir nicht hätte besser vorstellen können.

Er hat mich in seiner Praxis eingeladen zu hospitieren und sich viel Zeit genommen und mir sage und schreibe 45 Patienten auf einen Mittwochvormittag präsentiert. Jeder Patient, der nicht bei drei aus der Praxis kam, wurde geultraschallt und Herr Dr. Braunfels hat mir alles mit Freude genau erklärt.

Er und sein Team haben diese Plattform www.sono2learn.de mit
Herzblut entstehen lassen, um Therapeuten wie mich
auszubilden.

Vielen Dank für die Anatomiebilder, welche ich aus dem
Unterricht für mein Buch nutzen durfte.

Inhaltsverzeichnis

Die Geschichte

Hakaru Hashimoto war ein japanischer Arzt und wurde 1881 geboren. Er war derjenige, der erstmalig die Krankheit 1912 beschrieb.

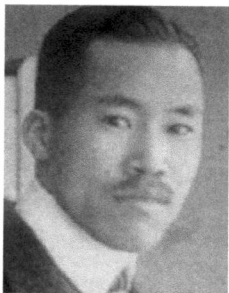

Hakaru Hashimoto, 1881–1934

Hingegen hatte der Mediziner und Chirurg William Miller Ord 1878 die Ord-Thyreoiditis beschrieben, bei der sich die Schilddrüse verkleinert.

Erst 1956 haben die beiden Immunologen Deborah Doniach und Ivan Roitt den Hashimoto als Autoimmunerkrankung klassifiziert. Also noch gar nicht so lange her, dass diese Krankheit einen Namen und einen Wert in der Schulmedizin bekommen hat. Schulmedizinisch wird kein Unterschied zwischen den beiden Prozessen gemacht, so dass die Behandlungen sich häufig gleicht und insgesamt unter dem Namen Hashimoto läuft.

Umso erstaunlicher ist, dass wir nach so kurzer Zeit schon so viel darüber wissen und auch aus der Naturheilkunde mit der Erkrankung umgehen können. Es hat sich viel getan.

Hashimoto und auch die Ord-Thyreoiditis sind eine Autoimmunerkrankung der Schilddrüse.

Eine Autoimmunerkrankung ist ein fehlgesteuertes Immunsystem, wobei Antikörper produziert werden, die das körpereigene Gewebe und Organe angreifen. Das kann zu starken Beeinträchtigungen des jeweiligen Gewebes oder des Organs führen.

Bei der Schilddrüse gibt es zwei Arten von Autoimmunprozessen: Morbus Basedow und Hashimoto. Hier in diesem Leitfaden dreht sich alles um den Hashimoto.

Meist verbreitet der Hashimoto Angst und Schrecken und gibt das Bild von Übergewicht, Haarausfall, totaler Zerstörung der Schilddrüse und ein Leben lang auf Hormone angewiesen zu sein.

Dem ist nicht so. Sicher leiden viele unter diesen Symptomen. Aber es muss nicht sein und nicht dazu kommen. Auch gibt es Möglichkeiten, einen in Gang gesetzten Prozess wieder aufzuhalten.

Wie, das verrate ich dir hier in diesem Leitfaden.

Hashimoto Thyreoiditis

Es gibt zwei unterschiedliche "Hashimoto"-Erkrankungen. Üblicherweise wird in der Medizin immer nur von "dem" Hashimoto gesprochen. So wundert es, dass der eine, eine vergrößerte Schilddrüse hat, während bei dem anderen die Schilddrüse immer kleiner wird.

Das Schrumpfen der Schilddrüse wird oft mit Hashimoto in Verbindung gebracht, was zu einer Unterfunktion führt und somit eine lebenslange Hormoneinnahme erforderlich macht.
Aus eigener Erfahrung kann ich sagen, dass eine Ord-Thyreoiditis sich regenerieren kann.

Mein linker Schilddrüsenlappen (der Rest ist ja raus), war zum Zeitpunkt der Operation nur 4 ml groß und voller Knoten und Zysten. Nach 1,5 Jahren und gefühlt einer LKW-Ladung und ein Schwimmbad voller Nährstoffe, hat sich der linke Lappen so weit regeneriert, dass aus 4 ml ganze 11 ml wurden und die Zysten und Knoten sich in Wohlgefallen aufgelöst haben.

Mittlerweile brauche ich kein L-Thyroxin mehr, nur ausgewählte Nährstoffe, um den guten Zustand beizubehalten. Bei der Schrumpfung der Schilddrüse handelt es sich um die Ord-Thyreoiditis, die als Hashimoto gilt, da bei beiden die TPO-AK und ggf. die TAK-Werte erhöht sind.

Bei dem „Hashimoto" bleibt die Schilddrüse i.d.R so groß oder vergrößert sich sogar, was man Struma nennt. Ist zusätzlich ein Knoten vorhanden, wird es Struma Nodosa (Nodus von Knoten oder knotig) genannt. Sind mehrere Knoten in der Schilddrüse, heißt es Struma Multinodosa.

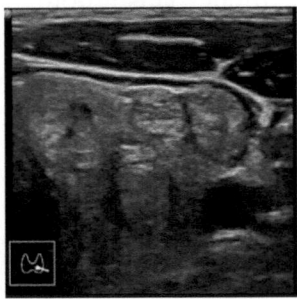

Bildquelle: Manuela Döring – linker Schilddrüsenlappen

In der naturheilkundlichen Therapie unterscheiden wir dahingehend, dass bei einem Struma - einer Vergrößerung der Schilddrüse – das Wachstum nicht noch mehr angeregt werden sollte, während bei einer zu kleinen Schilddrüse es förderlich wäre, wenn sie sich wieder entfalten könnte.

Grundsätzlich handelt es sich bei beiden um Autoimmunerkrankungen mit positiven TPO-AK- und ggf. TAK-Werten.
Eben eine Autoimmun-Thyreoiditis – Autoimmunschilddrüsenentzündung.

Ursachen

Oft werde ich gefragt, woher denn das plötzlich kommt.
Tja, das ist nicht immer klar zu sagen.
Es werden viele Ursachen diskutiert und letztlich ist es nur aus
der Anamnese (genaue Gesundheits- und Krankenbefragung) zu
entnehmen oder zu vermuten, wenn es denn mehrere
Anhaltspunkte gibt.

Häufig lässt sich in der Anamnese ein Halswirbelsäulentrauma
erfahren. Aber auch Schwermetallbelastungen, hormonelle
Schwankungen bei Frauen und Histaminosen. Hier tritt der
Hashimoto gern im Wechsel auf wie in der Pubertät, in oder nach
einer Schwangerschaft und während der Wechseljahre.
Interessant ist es, dass eine Östrogendominanz dafür
verantwortlich zu sein scheint, da Östrogen proentzündlich
wirken kann.

Als eines der Klassiker ist eine hohe Virenlast zu benennen, wie
z.B. das Eppstein-Barr-Virus (EBV). Das pfeiffersche
Drüsenfieber auch
kissing- desease genannt.
Eine EBV-Infektion bleibt häufig unerkannt oder fehlinterpretiert,
da es sich gern mal als „Mandelentzündung" darstellt. Es kann
auch symptomlos bleiben. Manchmal kann es bedrohlich
auftreten, wie bei meinem Enkelkind. Er fiel in einen Fieberwahn
und fing an zu fantasieren. Hat Dinge gesehen, die gar nicht da
waren, und wurde mit über 40°C Fieber in die Klinik
eingewiesen, wo er eine Woche am Tropf lag und es schon
bedrohlich wurde. Glücklicherweise ist es eher selten so schlimm.

Viren, wie EBV, Corona, Influenza, Zoster (Gürtelrose) und so weiter, verbleiben immer im Körper und warten darauf, dass das Immunsystem seines Wirtes abschmiert. Denn dann können sie ihr wahres Gesicht zeigen und toben sich mal so richtig aus. Und dabei können eben auch Autoimmunerkrankungen entstehen.

Weiter sind Nährstoffmängel insbesondere Jodmangel, chronische Entzündungen, KPU/HPU zu benennen.

Auf ein paar dieser Ursachen gehe ich im Laufe des Büchleins ein.

Symptome

Die Symptome können vielfältig sein.
Von Todsterbenskrank-Gefühl bis zu gar keinen Symptomen ist
alles möglich.

- Herzrhythmusstörungen
- Herzrasen oder Klopfen
- Gewichtszunahme
- Gewichtsabnahme
- trockene Haut
- Haarausfall
- Depressionen, depressive Verstimmungen
- Schlafstörungen
- Alpträume
- Libidoverlust
- unerfüllter Kinderwunsch
- Verdauungsstörungen
- Müdigkeit
- Erschöpfung
- Muskelschmerzen und oder Gelenkschmerzen
- Brain-fog (Nebel im Hirn, Vergesslichkeit)
- Wassereinlagerungen
- plötzliche Nahrungsmittelintoleranz
- Pickel oder Akne
- Tinnitus
- schlechteres Sehen – die richtigen Brillengläser passen nicht

Das Gute ist, man kann was dagegen tun.

Die Schilddrüse

Die Schilddrüse ist ein kleines Organ, was vorne am Hals, links, rechts und unterhalb des Kehlkopfes zu finden ist.
Sie wird als das Schmetterlingsorgan bezeichnet, da ihre Form eines Schmetterlings gleicht.

Die Größe wird in Volumen oder ml gemessen und sollte bei einer Frau nicht größer sein als 18, bei einem Mann nicht größer als 25 ml betragen.

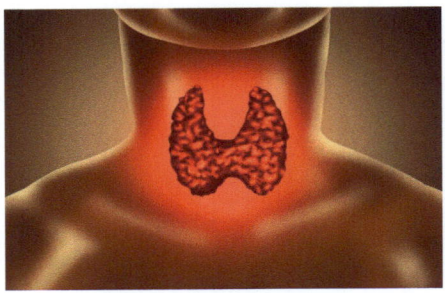

In der Schulmedizin wird immer nur davon gesprochen, dass sie entweder nicht über die Maße sein, oder eben nur von einer „zu kleinen" Schilddrüse. Es wird aber nie definiert, was „zu klein" ist.

In meiner Praxis sage ich immer, es ist ähnlich wie beim Sex. Nicht auf die Größe kommt es an, sondern auf die Funktionalität. Was nützt uns eine große Schilddrüse, wenn sie es nicht bringt, im Gegensatz zu einer eher kleinen Schilddrüse, die den Körper voll versorgen kann.

Deshalb ist es so wichtig, die Schilddrüse immer bei Laune zu halten, damit sie uns weiterhin gute Dienste leistet.

Sie produziert an die 30 Hormone, wovon T0 – T4 bekannt sind. Ebenso wird Calcitonin in der Schilddrüse produziert.
Das T4 ist das bekannteste Hormon, da es gern als Tablette wie L-Thyroxin, gegeben wird. Es ist inaktiv und wird sozusagen als Reserve genutzt. Ca. 80-100 µg (Mikrogramm) produziert sie pro Tag, und zwar nach Bedarf. Wenn der Stress grad hoch ist, braucht der Körper entsprechend mehr Hormone.
Somit wird klar, warum eine Hormontherapie mit mehr als 100 µg pro Tag nicht immer sinnvoll ist.

Ebenso produziert sie das wichtige T3. Das ist das aktive Hormon, was dem Körper jetzt zur Verfügung steht.
Davon produziert die Schilddrüse ca. 10-50 µg am Tag. Das T4 muss erst in das aktive T3 umgewandelt werden. Die Umwandlung passiert zu ca. 20% im Darm und zu über 60% in der Leber. Daher wird klar, warum beide Organe so unheimlich wichtig sind und die Basis der Therapie darstellt.

Heiße und kalte Knoten

Erstmal vorweg: Knoten in der Schilddrüse bedeuten nicht gleich Krebs, was irrtümlich von manchen Patienten angenommen wird, sobald sie davon erfahren. Laienhaft könnte man sagen, Knoten in der Schilddrüse sind ähnlich wie ein Wollpullover in der Waschmaschine. Verfilztes Gewebe, das mal mehr, mal weniger Hormone produziert.

Grundsätzlich ist es so, dass Hashimoto keine Knoten haben muss, es aber gerne in Kombination auftritt. Es können nur kalte, heiße oder sogar beide auftreten. Heiße Knoten sind aktive Knoten. Sie können Jod speichern und produzieren "ohne Auftrag".
Im Szintigramm leuchten die heißen Knoten gelb bis Rot.
Kalte Knoten können kein Jod speichern, daher sehen sie im Szintigramm eher blau aus.

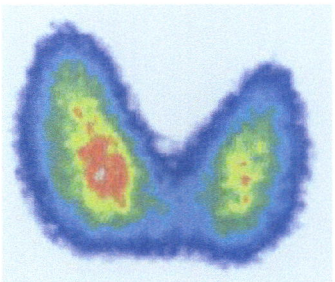

Während heiße Knoten nicht immer so einfach sind zu behandeln, in der Regel aber gutartig sind und bleiben, können kalte Knoten hingegen sehr gut behandelt werden, haben aber eine geringe Wahrscheinlichkeit zu entarten.

Im Ultraschall kann man manchmal heiße und kalte Knoten nicht klar unterscheiden. Nicht immer sind heiße Knoten stark durchblutet, während kalte Knoten so stark durchblutet sein können, dass man meint, es könnten heiße sein.

Klarheit gibt in diesen Fällen immer ein Szintigramm.

Zysten:

Zysten sind mit Flüssigkeit gefüllte kleine Bläschen, die manchmal kommen, manchmal wieder gehen oder dauerhaft vorhanden sein können. Grundsätzlich sind Zysten immer gutartig.

Feedback-Mechanismus – oder wo die Schilddrüse ihren Auftrag zur Produktion herbekommt:

Normalerweise gibt der Hypothalamus (Tor zum Bewusstsein - im Gehirn ansässig, als kleine Drüse) den Takt vor. Das ist der Big Boss in der Firma „Mensch". Er misst die Hormonkonzentration im Blut und gibt darauf der Hypophyse – dem Abteilungsleiter (Ebenfalls im Gehirn ansässig) - das Kommando, die Schilddrüse – die Angestellte - anzuregen oder auszubremsen. Die Hypophyse gibt der Schilddrüse über das Hormon TSH den Impuls mehr oder weniger Hormone zu produzieren. Bei einer Unterfunktion ist der TSH hoch, bei einer Überfunktion niedrig.

Hoher TSH-Wert = Unterfunktion. Viel TSH, um der Schilddrüse auf die Füße zu treten.
Ergo: Niedriger TSH-Wert = Überfunktion. Wenig TSH, um die Schilddrüse nicht weiter anzuheizen.

Schulmedizinisch ist der Referenzwert für TSH ca. bei 0,4 – 4,0 m/UI angegeben. Beim Kinderwunsch sagt sie, sollte der Wert lieber bei 1,5 liegen.
Naturheilkundlich wissen wir, dass alles, was über 2 ist, schon eine latente (vorhanden, aber noch nicht in Erscheinung getretene) Unterfunktion ist.

Weiter geht's mit den Knoten:
Der heiße Knoten produziert Schilddrüsenhormone ohne Auftrag. Demnach ist der TSH eher niedrig, um die Schilddrüse auszubremsen, damit die nicht zu viel t3 und t4 produziert.
Das ist nicht gut. Denn heiße Knoten können Jod speichern und die Schilddrüse zu mehr Produktion anregen.
Daher ist ein Jodverzicht wichtig, ja manchmal sogar zwingend erforderlich.

Da aber der gesamte Körper, insbesondere alle Drüsen, Jod benötigen, kann es wiederum zu einem Mangel an Jod im restlichen Körper kommen. Hier ist es wichtig, die Behandlung so zu wählen, dass die heißen Knoten sich zurückbilden, um der Schilddrüse und den Rest des Körpers wieder mit Jod zu versorgen. (Buchtipp: Jod – Schlüssel zur Gesundheit von Kyra Kauffmann)

Bei kalten Knoten ist es anders. Sie sind zwar eher gefährdet zu entarten (bösartig zu werden), sind aber insgesamt besser zu behandeln. Sie speichern kein Jod, und so ist eine Jodzufuhr durchaus mit Hashimoto möglich, was nicht nur der Schilddrüse, sondern dem gesamten Körper entgegenkommt. Häufig entstehen kalte Knoten eben wegen eines Jodmangels.

Ein Wort zu Knoten:
Ca. 1-3 % aller Knoten in der Schilddrüse entarten nur, so dass die Gefahr, an Schilddrüsenkrebs zu erkranken, verschwindend gering ist. Eben nur 1-3 %. Bevor man die Pferde scheu macht und sich vorsorglich alles rausoperieren lässt, sollte man sich gern einmal eine Zweitmeinung einholen.

Die Schilddrüsenwerte erklärt

TSH - TSH wird in der Hypophyse produziert und gibt der Schilddrüse den Impuls mehr oder weniger Hormone zu produzieren. Dabei richtet sich das System als erstes nach dem T4. Ist es zu niedrig, wird mehr TSH ausgeschüttet.

ft3 - das t3 ist das aktive Hormon, was für alle Stoffwechselaktivitäten zuständig ist. Ist das es zu niedrig, kommen wir nicht aus dem Quark und können zu Verdauungsstörungen, Stimmungsschwankungen, Haarausfall, Gewichtszunahme, usw., führen.

ft4 - ist das Speicherhormon, das zur Reserve bereitliegt. Im Bedarfsfall wird es vom Darm und der Leber durch Abspaltung eines Jodatoms in t3 umgewandelt.

r-t3 - ist ein so genanntes Abfallprodukt.
Wenn zu viel t4 im Körper vorliegt, weiß der Körper nicht, wohin damit, und wandelt es in rt3 um. Leider steht dem Körper rt3 nicht zur Verfügung und belastet zusätzlich die Nebennieren.

TPO-AK - Thyreoperoxidase-Antikörper (TPO-AK):
Jetzt sind wir endlich im Bereich des Hashimoto. Während die oben genannten Werte lediglich aussagen, inwieweit die Schilddrüse in der Lage ist, ausreichend Hormone zu produzieren, sagt der TPO-AK aus, ob ein Hashimoto vorliegt. Vorausgesetzt, es ist kein seronegativer Hashimoto und es liegt keine Histaminose vor.

Je nach Labor liegen die Referenzwerte zwischen 30, 60 und 100 und sollten immer darunter sein. Das ist in der Regel beim Hashimoto nicht der Fall und gilt somit als Indikator. Allerdings kann der Wert grenzwertig erhöht sein, ohne dass es ein Hashimoto ist. Hier gibt der Ultraschall Aufschluss.

TAK - Thyreoglobulin-Antikörper.
Das Thyreoglobulin spielt bei der Synthese, der Herstellung der Schilddrüsenhormone, eine wichtige Rolle.
Hier kann es zu einer Antikörperbildung kommen und kann sowohl beim Basedow als auch beim Hashimoto erhöht sein, muss aber nicht zwangsläufig.

TRAK – Thyreoglobulin-Rezeptor-Antikörper.
Bei diesem Wert müssen wir uns normal nicht beim Hashimoto sorgen machen. Diese Antikörper richten sich gegen die Rezeptoren des TSH in der Schilddrüse, blockieren diese und sorgen für eine mächtige Produktion der Hormone.

Bei einem akut auftretenden Hashimoto mit Wums können diese allerdings kurzfristig leicht erhöht sein, was sich symptomatisch und im Blutbild wie ein Basedow zeigt, aber keiner ist.

Calcitonin – wird in den C-Zellen der Schilddrüse produziert und ist der Gegenspieler vom Parathormon, was in den Nebenschilddrüsen produziert wird. Er dient als Marker für z.B. einem C-Zell-Tumor in der Schilddrüse. Ist dieser erhöht, sollte abgeklärt werden, ob es an der Schilddrüse liegt oder eine andere Ursache hat, z.B. kalte Knoten, Durchfälle, die auf einer Therapie nicht besser werden.

Wie man hier sieht, scheint es eine vollkommen normal funktionierende Schilddrüse zu sein. Wären die Antikörper nicht mitbestimmt worden, wäre der Hashimoto unentdeckt geblieben.

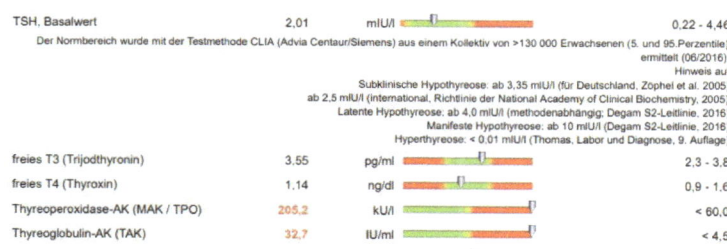

TSH, Basalwert	2,01	mIU/l		0,22 - 4,46

Der Normbereich wurde mit der Testmethode CLIA (Advia Centaur/Siemens) aus einem Kollektiv von >130 000 Erwachsenen (5. und 95.Perzentile) ermittelt (06/2016).
Hinweis auf
Subklinische Hypothyreose: ab 3,35 mIU/l (für Deutschland, Zöphel et al. 2005)
ab 2,5 mIU/l (international, Richtlinie der National Academy of Clinical Biochemistry, 2005)
Latente Hypothyreose: ab 4,0 mIU/l (methodenabhängig; Degam S2-Leitlinie, 2016)
Manifeste Hypothyreose: ab 10 mIU/l (Degam S2-Leitlinie, 2016)
Hyperthyreose: < 0.01 mIU/l (Thomas, Labor und Diagnose, 9. Auflage)

freies T3 (Trijodthyronin)	3.55	pg/ml		2,3 - 3,8
freies T4 (Thyroxin)	1,14	ng/dl		0,9 - 1,6
Thyreoperoxidase-AK (MAK / TPO)	205,2	kU/l		< 60,0
Thyreoglobulin-AK (TAK)	32,7	IU/ml		< 4,5

Der Ultraschall-Check

Lass deine Schilddrüse per Ultraschall - gegebenenfalls mit einer Szintigraphie - untersuchen.
Ein Ultraschall kann fast jeder Hausarzt (sofern er sich mit der Schilddrüse auskennt) durchführen, oder ein Heilpraktiker, der sich auf die Schilddrüse spezialisiert hat.

Vielleicht denkst du jetzt: warum sollte mein Hausarzt das nicht können? Er hat doch ein Ultraschallgerät.
Ja, so einfach ist es leider nicht. Jedes Organ will separat gelernt werden. Wer Schilddrüse kann, muss noch lange nicht die Leber oder die Nieren können und umgekehrt.

Und denn hängt es von der Technik ab. Nicht jeder Hausarzt hat die richtige Ausstattung, obwohl er das Grundgerät in der Praxis hat.
Für unterschiedliche Organe bedarf es unterschiedliche Schallköpfe.
Für den Bauch brauchen wir einen konvexen Ultraschall Kopf, während wir für die oberflächlichen Strukturen – wie die Schilddrüse oder die Halsgefäße – einen linearen Kopf brauchen. Beide haben unterschiedliche Schallwellen und dringen unterschiedlich tief in das Gewebe ein. Deshalb kann ich mit einem linearen Kopf keine Leber schallen und mit dem konvexen Kopf nur bedingt die Schilddrüse sehen.

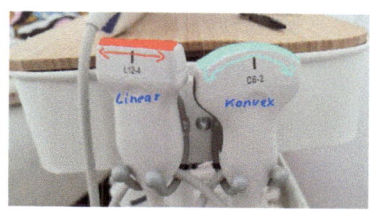

Konvexer und linearer Ultraschallkopf

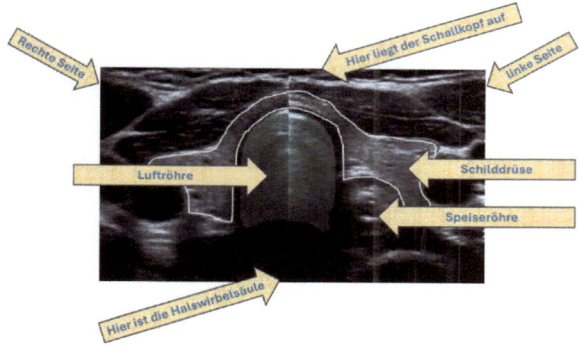

Bildquelle: Sono2learn – so muss man sich das Ultraschallbild vorstellen

Der Endokrinologe kann es immer.

Eine Szintigraphie wird von einem Radiologen mit einer Überweisung des Hausarztes durchgeführt. Dabei wird eine kleine radioaktive Jodsubstanz gespritzt, um die Jodanreicherung in der Schilddrüse farblich darzustellen. So kann gesehen werden, ob sich in der Schilddrüse z.B. heiße oder kalte Knoten befinden.

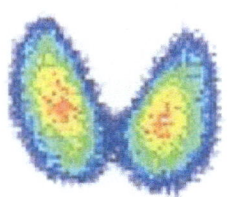

Ein Szintigramm Bild einer Schilddrüse

Der Darm

Ich starte hier mit dem Thema Darm, da der Darm die Basis ist, auf der sich in der Therapie alles aufbaut. Man kann ihn als das Fundament des Hauses „Mensch" bezeichnen.
Hashimoto legt fast immer den Stoffwechsel lahm, was bedeutet, dass der Darm häufig Schwierigkeiten aufweist. Manche Menschen haben eher Verstopfung, andere wiederum Durchfälle, und wieder andere zeigen scheinbar keine Probleme. Aber nur weil von außen keine Probleme sichtbar sind, heißt das nicht, dass es im Inneren genauso ist. Daher ist der Darmcheck immer ein Bestandteil der Hashimoto-Therapie.

Allem voran ist zu klären, ob ein Leaky Gut (ausgesprochen: liki gat) – ein durchlässiger Darm – vorliegt. Das ist eine Störung in der Darmschleimhautbarriere. Anders als es klingt, ist ein Leaky Gut meist nicht zu spüren. Häufig höre ich, wenn alles so in Ordnung wäre, wie mein Darm… Ein Check zeigt dann schnell, dass es doch nicht so gut aussieht. Aber keine Sorge. Es ist nichts, was sich nicht wieder in Ordnung bringen lässt. Typische Werte sind Alpha-1-Antitrypsin, Zonulin und Calprotectin. Sind diese erhöht, sprechen wir von einem Leaky Gut. Es können sich Pilze oder unliebsame Keime wie Klebsiellen und Clostridien angesiedelt haben. Diese beiden sind histaminbildende Keime, die im Darm am besten nicht vorhanden sein sollten.

Mit dem Darmcheck wollen wir nicht nur Entzündungen der Darmschleimhaut (nicht schmerzhaft und spürt man normal nicht) aufdecken, sondern schauen, ob der Darm in seiner Zusammensetzung in der Lage ist, Nährstoffe aufzunehmen. Denn das ist wichtig. Die Schilddrüse lebt von Nährstoffen wie Selen, Zink, B-Vitamine, Eisen usw. Kann der Darm die Nährstoffe nicht aufnehmen, ist die Schilddrüse unterversorgt. Zudem kommt, dass ca. 20% der Schilddrüsenhormone im Darm aktiviert und umgewandelt werden, was bei einer Entzündung im Darm nur eingeschränkt möglich ist.

Im oberen Dünndarmabschnitt wird z.B. Eisen aufgenommen. Liegt dort eine Störung vor, kann Eisen nicht verwertet werden und mit dem Stuhl ausgeschieden. Ein Eisenmangel kann dazu führen, dass die Schilddrüse nicht ausreichend t3 und t4 produzieren kann. Ein häufiger Grund für eine Unterfunktion.

Eisen ist wichtig als Sauerstofftransporter. Wird Sauerstoff nicht ausreichend angeliefert, kann es zu einem schnelleren Herzschlag kommen, da das Herz versucht, durch schnelleres Schlagen den Sauerstoffmangel zu kompensieren. Mit einer beschleunigten Atmung wird versucht, mehr Sauerstoff ins System zu bringen. Ist aber nicht genug Eisen da, kann dieser Sauerstoff aus der Atmung nicht weiter transportiert werden. Unterm Strich kann es zu Müdigkeit, Schlappheit bis zu einem Fatigue führen.

Am Ende des Dünndarms wird Vitamin B12 aufgenommen. Das ist jetzt noch ein bisschen komplizierter. Lass es mich dir erklären. Um Vitamin B12 aufnehmen zu können, muss der Magen in Ordnung sein. Das heißt, dieser muss ausreichend Magensäure produzieren. Hier liegt die Ratte im Rollsplitt. Denn beim Hashimoto ist meist die Magensäure nicht ausreichend vorhanden.

Ein Magensäuremangel fühlt sich genauso an, wie ein zu viel an Magensäure. Und das hat zur Folge, dass man geneigt ist ein Magensäureblocker wie Pantoprazol oder Omeprazol zu nehmen (Protonenpumpenhemmer oder kurz PPI).
Dieses verursacht einen stärkeren Magensäuremangel. Magensäure brauchen wir, um den Intrinsikfaktor im Magen zu produzieren. Der Intrinsikfaktor wiederum aktiviert das Vitamin B12, was wir über die Nahrung aufnehmen, damit es am Ende des Dünndarms vom Darm aufgenommen werden kann, um es dem Körper zuzufügen.

Vitamin B12 ist für die Zellteilung zuständig. Blutzellen, die das Eisen transportieren, um den Sauerstoff abzuliefern.
Ist nicht genug Magensäure da, kann der Intrinsikfaktor nicht aktiviert werden. Nicht aktives B12 kann vom Darm nicht aufgenommen werden.
Ist zusätzlich eine Entzündung am Ende des Dünndarms da, kann ebenfalls das B12 nicht aufgenommen werden. Ein blöder Kreislauf.

Hier ein Auszug eines Darmbefundes. Es zeigt die drei Entzündungsparameter. Das hier ist ein klassischer Leaky Gut mit Verdacht einer chronisch entzündlichen Darmerkrankung.

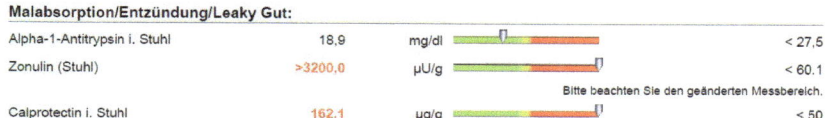

Malabsorption/Entzündung/Leaky Gut:

Alpha-1-Antitrypsin i. Stuhl	18,9	mg/dl		< 27,5
Zonulin (Stuhl)	>3200,0	µU/g		< 60.1
			Bitte beachten Sie den geänderten Messbereich.	
Calprotectin i. Stuhl	162,1	µg/g		< 50

Die Darmtherapie

Eben wegen genau dieser Entzündungen, die den gesamten Organismus belasten, ist es wichtig, den Darm wieder in Ordnung zu bringen. Leider funktioniert das nicht mal nebenbei mit einem Einlauf oder ein paar Probiotika (Darmbakterien). Es gibt den Spruch: 'Was lange gedauert hat, kaputt zu gehen, braucht ebenso lange, bis es wieder heil ist. Das bedeutet, dass ein Darm Zeit und gute Pflege benötigt. Mit Hetze und Schnelligkeit lässt sich der Körper nicht dazu überreden, seinen Heilungsprozess zu beschleunigen.

Genauso wie bei der Schilddrüse selbst, braucht der Darm bestimmte Maßnahmen der antientzündlichen Therapie. Die Darmbakterien sollten im Gleichgewicht sein, da sie in der Lage sind, aus dem Nahrungsbrei Vitamine selbst herzustellen und rauszufiltern. Zudem sollte bedacht werden, dass das, was aus dem Stuhl gewonnen wurde, immer direkt über die Leber geleitet wird, bevor es in den Körper gelangt. Ist der Darm nicht in Ordnung, wird die Leber belastet. Dazu gehören alle Medikamente, belastete Lebensmittel, Fast food, Alkohol und so weiter.

Was für den Darm immer geht, ist grünes Gemüse. Es dient als Futter für die Bakterien. Viel frisches Wasser braucht ein Hashimoto, da er häufig unter Verstopfung leidet. Je mehr frisches Wasser getrunken wird, desto besser kann der Darm arbeiten. Heißt, dass er Schadstoffe besser ausschwemmen kann. Fermentierte Lebensmittel sind eine Wohltat für den Darm. Denn dort sind gute milchsauervergorene Bakterien drin, die die Darmflora nochmals aufpeppen. Aber Achtung, wenn eine Histaminose vorliegt, können genau diese Lebensmittel im Darm für mehr Probleme sorgen. Hierzu näheres im Kapitel Histaminosen.

Vitamin D ist wichtig, da die Verbindungsstücke (tight junctions) zwischen den Epithelzellen in der Darmschleimhaut über Vitamin D kommunizieren. Glutamin ist eine Aminosäure, die dazu beiträgt, einen durchlässigen Darm (leaky gut) wieder zu reparieren und dient als Energiequelle für die Darmschleimhaut. In Linsen, Käse, Nüsse, Fleisch und Fisch ist besonders viel Glutamin enthalten.

Aber auch Vitalpilze wie der Hericium und der Reishi können den Darm wieder auf Vordermann bringen und bei einer Darmschleimhaut helfen. Vitalpilze setze ich seit einigen Jahren mit großem Erfolg in der Praxis ein.
Zusätzlich ist Zink der Mineralstoff, der für Haut, Haare, Nägel zuständig ist und bei der Darmtherapie nicht vergessen werden sollte, so der Wert im Blut nicht zu hoch gemessen wurde.

Die Leber

Die Leber ist nicht nur für die Entgiftung zuständig. Sie baut auch Hormone um, wie ich oben beschrieben habe (60% wird von T4 in T3 umgebaut und aktiviert). Die Leber stellt Vitamine, wie Vitamin K, her und verstoffwechselt Geschlechtshormone wie Östrogen. Als Allererstes versucht die Leber immer das zu entgiften und unschädlich zu machen, was sie am meisten schädigen könnte. Zum Beispiel Alkohol. Sie lässt erstmal alles andere liegen (mitunter die Aktivierung der Schilddrüsenhormone), bevor sie sich um ihre eigentlichen Aufgaben kümmert.

In der Leber wird die Gallensäure produziert. Diese ist für die Fettverdauung zuständig. Wenn die Leber schwächelt, kann Gallensäure nicht in ausreichenden Mengen zur Verfügung gestellt werden. Das ist in der Stuhlprobe (Darmcheck) zu erkennen, da dann das Fett im Stuhl erhöht ist.

Im Blutbild sieht man die Leberwerte meist erst spät erhöht, wenn die Leber schon mächtig gestört ist. Das ist dann das Feintuning. Wenn das Große und Ganze betrachtet wird, wird schnell klar, dass man die Leber nicht außen vorlassen kann. Die Lebertherapie sollte deswegen immer mit dabei sein.

So kann zuhause bequem die Leber auf dem Sofa gebauchpinselt werden, wenn man ihr heiße Wickel mit feuchten Tüchern und sogar noch ein paar Kräuter in Form von Kräutertee zu Gemüte geführt wird. Eine halbe Stunde abends auf dem Sofa ein feuchtheißes Tuch auf die Leber mit einer Wärmflasche oder Körnerkissen abgedeckt, fördert sogar den Schlaf.

Mariendistel, Artischocke, Löwenzahn, Brennnessel als Tee, Bitterstoffe in Tropfenform oder als Kapsel sind Kräuter für das Finetuning der Leber. So kann sie sich wieder erholen und ist entspannt zuhause durchführbar.

Die Nebennieren

Die Nebennieren heißen aufgrund ihrer räumlichen Nähe zu den Nieren so, haben aber nichts mit den Nieren zu tun. Die Nieren sind hauptsächlich für die Harnausscheidung zuständig, während die Nebennieren Hormone produzieren, wie zum Beispiel Cortisol, DHEA, Geschlechtshormone und die Neurotransmitter Adrenalin, Noradrenalin.

Achtung, liebe Frauen - bei einer Nebennierenschwäche könnte sich ein unerfüllter Kinderwunsch einstellen. Die Nebennieren arbeiten eng mit der Schilddrüse zusammen. Schwächelt die Schilddrüse und stellt nicht ausreichend T3 zur Verfügung, schwächeln irgendwann die Nebennieren, da diese T3 Rezeptoren haben und darüber angekurbelt werden.

Stress allgemein schwächelt die Nebennieren. Stress ist ein wahrer Nährstoffräuber und laugt die Nebennieren aus. Sie produzieren immer mehr Cortisol und Adrenalin, wie bei einer Achterbahnfahrt. Kommt das dauerhaft vor, arbeiten die Nebennieren sich bis in die Erschöpfung.

Apropos Nährstoffräuber. Die Nebenniere ist das einzige Organ und auch Drüse, was beim Menschen tatsächlich ein wenig Vitamin-C speichern kann. Zudem benötigt sie Vitamin B-5 Vitamin B-2, Vitamin B-3 und Jod. Gerade Jod. Denn alle Drüsen im Körper sind Jodabhängig. Ohne Jod können sie schwächeln oder sogar erkranken.

Wie die Leber und der Darm, wollen die Nebennieren gepflegt werden. Das geht in erster Linie mit Stress-Management und ausreichend schlaf. Was man auf jeden Fall schon für sich selbst umsetzen kann, ist sich ein paar Ruheinseln im Alltag einzubauen. Wir verbringen damit den Anweisungen des Chefs nachzukommen, die Kinder zu versorgen, ein guter Ehepartner zu sein, Freunde zu unterstützen, den Garten zu pflegen, fürs Essen zu sorgen, den Haushalt zu schmeißen und dem Hobby zu frönen. Aber wo bleibst du? Keine Zeit? Genau darauf will ich hinaus.

Wenn du dich selbst im Alltag nicht mit einplanst, wird es keiner tun und du hetzt weiter von Termin zu Termin.

Evolutionär bedingt sind unsere Nebennieren in der Zeit der Säbelzahntiger stecken geblieben. Heißt, dass wenn es stressig wird, ist Gefahr in Verzug und wir müssen entweder kämpfen oder weglaufen. Unsere heutigen Säbelzahntiger heißen Chef, Kinder, Ehegatte, Nachbar usw. Die Nebennieren haben keine Augen und sehen nicht, dass es „nur" der Chef ist und produziert, als ob der zähnefletschende Rottweiler hinter uns her ist. Damals war es anders. Wir haben gejagt und gegessen oder sind erfolgreich davongelaufen. Danach war Ruhe angesagt und wir haben uns erholt und/oder verdaut. Diese Ruhe fehlt heutzutage und unsere Nebennieren bekommen den Eindruck von einem ganzen Rudel zähnefletschender Rottweiler die uns fressen wollen.

Und wenn die Nebennieren immer auf der Flucht sind, sind sie irgendwann erschöpft. Daher sind Ruheinseln im Alltag so unheimlich wichtig.

Genauso wie Schlaf. Schlafen wir zu wenig, bedeutet es Stress für die Nebennieren. Sie können sich nicht erholen und produzieren weiterhin mehr Cortisol, als sie normalerweise nachts machen. Cortisol raubt uns zusätzlich den Schlaf und sorgt dafür, dass wir morgens nicht mehr genug zur Verfügung haben, um ausgeschlafen aus dem Bett zu kommen. Eine gute Schlafhygiene ist daher wichtig. Was genau gehört dazu?

Am besten 1 Stunde vor dem Schlafengehen keine Medien mehr, da der Blauanteil von künstlichem Licht einen Einfluss auf die Epiphyse (Zirbeldrüse) hat, das Melatonin, das Schlafhormon, produziert. Es wird ihr vorgegaukelt, dass es Tag ist und zack… stellt sie die Melatoninproduktion ein. Frische Luft ist ebenfalls wichtig, damit man genug Sauerstoff bekommt und nicht in einem Raum mit abgestandener und verbrauchter Luft schläft.

Und da wir schon bei den Nebennieren sind und dem Thema Cortisol, welches der Gegenspieler von Insulin ist, geht es hier gleich nahtlos weiter zum Thema Insulinresistenz

Insulinresistenz

Was ist Insulin? Insulin ist ein Peptid-Hormon (Peptide sind Aminosäuren), welches in den Inselzellen der Bauchspeicheldrüse gebildet wird. Insulin sorgt dafür, dass der Zucker in die Zellen eingeschleust wird. Es schließt die Zelle auf und schaufelt den Zucker rein. Die Zelle hat Brennstoff und kann Energie herstellen.

Cortisol ist ein Gegenspieler von Insulin. Während Insulin versucht den Zucker in die Zelle zu schleusen und abzubauen, sorgt Cortisol dafür, dass der Körper nicht unterzuckert und holt den Zucker wieder zurück in den Kreislauf. Obwohl es sich um zwei unterschiedliche Erkrankungen handelt, hat Hashimoto einen großen Einfluss auf die Insulinausschüttung.

Es besteht eine Wechselwirkung zwischen t3 und Insulin. T3 beeinflusst wie viel Insulin von der Zelle aufgenommen wird. Sowohl ein Überschuss als auch ein Mangel an t3 gehen mit einer verminderten Insulinempfindlichkeit der Zelle einher. In der Leber wird t4 zu etwa 60% in t3 umgewandelt. Allerdings beeinflusst auch die Insulinresistenz die Umwandlung in der Leber, was zu einer Hormonumwandlungsstörung in der Leber von T4 zu T3 führen kann.

Hashimoto-Patienten leiden häufig unter Störungen im Kohlenhydratstoffwechsel. Nach dem Verzehr von

Kohlenhydraten reagiert der Körper mit einem starken Anstieg des Blutzuckerspiegels. Ein hoher Blutzuckerspiegel führt zur Ausschüttung von Insulin. Ein Überschuss an Insulin verhindert, dass Zucker in die Zelle transportiert wird. Der überschüssige Zucker lagert sich im Bauchfett (dem Spekulatius-Muskel) ein, während die Zelle leer ausgeht und keine Energie produzieren kann, was zu Müdigkeit und Schlappheit führt.

Dies führt zu einer wahren Achterbahn der Hormone. Diese Blutzuckerschwankungen fördern letztlich eine Insulinresistenz, eine Insulinresistenz zu Blutzuckerschwankungen.

Ernährung

Gluten und Gliadin:

Beides kommt im Getreide vor. Welche, zähle ich gleich unten auf. Ebenso auch die Alternativen. Gluten und Gliadin verursachen bei jedem Menschen kleine Löcher in der Darmschleimhaut. Diese nennt man auch Leaky Gut. Kommen die beiden täglich mehrmals vor, hat der Darm kaum Chancen bis zur nächsten Mahlzeit auszuheilen. Besonders kritisch ist es bei den Menschen, deren Immunsystem schon angeschlagen ist. Denn dann können Fremdproteine durch die Darmschleimhaut hindurchwandern und im Körper Entzündungen, Allergien und ggf. auch Antikörper (bei Autoimmunerkrankungen) auslösen. Auch gibt es die Möglichkeit eine Unverträglichkeit direkt gegen Gluten und Gliadin zu entwickeln, die nichts mit Zoeliakie zu tun hat. In diesem Fall sollte Gluten/Gliadin bis auf Weiteres gemieden werden.

Gluten kann dazu führen, dass die Antikörper nicht sinken, sich Wasser im Gewebe ansammelt und Schmerzen in Gelenken und Muskeln verursacht. Häufig wurde in der Praxis festgestellt, dass trotz Reaktionen auf Gluten im Blutbild weder die IgG noch die IgE ansteigen. Derzeit wird diskutiert, dass ein Hashimoto eine Zöliakie auslösen kann, die eben nicht angeboren ist. Das würde wiederum erklären, warum viele mit Bauchschmerzen, Durchfälle, Blähungen, hohe Antikörper auf Gluten reagieren.

Gleiches beobachte ich auch mit Hefe und Hefeextrakte in der Praxis. In Kombination ein wirklich gemeines Duo, wo doch in sehr vielen Gewürzmischungen und anderen Lebensmitteln, entweder Gluten, Hefeextrakt oder sogar beides enthalten ist.

So kann die Portion Pommes unterwegs mit Pommes Gewürz, welches Hefeextrakt enthält, zu einer wahren Falle werden.

Die nachfolgenden Getreidesorten gehören zu den Glutenhaltigen:

Weizen, Weizenstärke, Weizeneiweiß, Weizenkleber, Roggen, Dinkel, Gerste, Gerstenmalz, Bulgur, Couscous, Emmer, Einkorn, Grünkern, Kamut, Triticale, Seitan, Ebly, nicht-glutenfreie Haferflocken

Hier habe ich für dich eine Alternative an Getreidesorten, die du unbedenklich essen kannst:
Mais, Maisstärke, Kartoffeln, Kartoffelmehl, Kartoffelstärke (nach der Karenzzeit), Süßkartoffeln, Bataten, Reis, Wildreis, Hirse, Quinoa, Amaranth, Buchweizen, Kichererbsen, Tapioka, Tapiokastärke, Maniok, Erdmandeln, Yams, Teff, Kastanien, Maronen.

Nachtschattengewächse:

Grundsätzlich können Nachtschattengewächse von Menschen mit einem guten Immunsystem und einem gesunden Darm gut vertragen werden. Bei Autoimmunerkrankungen können Nachtschattengewächse die Erkrankung sogar noch verschlimmern. Der Grund sind die Inhaltsstoffe, besonders die Alkaloide. Dabei handelt es sich um ein natürliches Insektizid, was die Pflanze vor Insekten schützen soll, indem sie die Zellmembran zerstört. Beim Menschen hat dieser Stoff eine ähnliche Wirkung und kann die Entzündungsreaktion erhöhen. Es kann sogar die Darmschleimhaut massiv stören und zu einem Leaky Gut (einem durchlässigen Darm) führen.

Ich empfehle dir deshalb für 4 Wochen auf Nachtschattengewächse zu verzichten. Hierzu gehören folgende Lebensmittel:
Kartoffeln, Tomaten, Paprika, Peperoni, Chili, Auberginen, Physalis, Pfeffer, Goji-Beeren

Alternativ kannst du folgendes essen:
Süßkartoffeln statt Kartoffeln, Zucchini statt Auberginen

Für die anderen Nachtschattengewächse ist es schwierig etwas Vergleichbares zu finden. Aber wenn du einmal über einen gut sortierten Wochenmarkt gehst, dann wirst du feststellen, was die Obst und Gemüsewelt alles noch zu bieten hast. Und das ist deutlich mehr, als wir auf den ersten Blick so im Kopf haben. Sei kreativ. Probiere dich aus, sei mutig. Du wirst sehen, wie vielfältig die Ernährungswelt ist. Es bringt wieder Pepp in die Küche.

Vielleicht hast du Lust mal mit Freunden oder Freundinnen zusammen was Neues auszuprobieren Es gibt so viele tolle, einfache, schnelle Rezepte für jeden, die sowohl auf dem Herd, im Thermomix (Monsieur Couisine, oder andere), im Mini-Backofen oder sogar im Air-Fryer zuzubereiten sind. Oder auch die typischen One-Pot Rezepte. Alle Zutaten in einem Topf. Und ja. Da gibt es sogar viele Rezepte für die, die behaupten nicht kochen zu können.

Tiermilchprodukte:

Tiermilch (Kuh, Ziege, Schaf, Pferd...) enthält viel Omega 6 Fettsäuren, die Entzündungsfördernd wirken. Bedenkt man einmal, dass die Tiermilch eine ganz andere Zusammensetzung hat, wie die des Menschen und so zusammengesetzt ist, dass das Tierbaby gesund heranwachsen kann, stellt man fest, dass wir ja gar nicht mehr wachsen müssen. Jetzt kommt noch hinzu, dass die Tiere, dessen Milch und deren Erzeugnisse wir trinken und essen, meist aus Zuchtbetriebe stammen und entsprechend mit Zusatzstoffen gefüttert werden. Diese nehmen wir entsprechend mit auf. Das kann insgesamt die Heilung von chronischen und akuten Entzündungen blockieren oder verhindern.

Deshalb empfehle ich im Rahmen deines Therapieprogramms 4 Wochen auf Tiermilchprodukte zu verzichten. Hierzu gehören: Jede Milch und deren Erzeugnisse von Tieren Käse, Quark, Kefir, Sahne, Joghurt, Milch, Schafs- sowie Ziegenkäse, Mozzarella, Kaffeesahne oder Milch, Kaffeeweißer und alles andere, was ich hier vergessen haben sollte.

Alternativen:

Mandelmilch, Sojamilch (bei Autoimmunerkrankungen, besonders Hashimoto eher meiden, da es entzündungsfördernd ist, ebenso auch bei Östrogendominanz), Hafermilch (eignet sich nicht zum Abnehmen, da es Blutzuckerspitzen macht), Vly Milch aus Erbsenprotein (sehr sahnig und der normalen Milch bzw. Sahne geschmacklich sehr ähnlich), Kokosmilch, Hanfmilch, Cashew Milch, Kürbiskernmilch.

Für alle, die eine Unverträglichkeit auf Casein haben, empfiehlt sich im Anschluss die A2 Milch. Diese kommt von den braunen Weidekühen, die oben in den Bergen leben und mit den

Wetterbedingungen und dem Sauerstoffdefizit sehr gut zurechtkommen. Diese Milch ist ähnlich, sogar noch besser verträglich als Schafs- und Ziegenmilch. A1 Milch (die normale aus dem Supermarkt) setzt an den Casomorphinrezeptoren im Körper an und sorgt für eine Art Suchtverhalten (Morphinähnlich). Außerdem sorgt sie für Insulinspitzen, was eine Insulinresistenz noch verstärken kann und beim Abnehmen nicht gerade hilfreich ist.

Und wer Lust hat, seine Pflanzenmilch nach Geschmack variabel selbst zu machen, dem empfehle ich die Mylky Maschine. Spart Geld, Verpackungsmüll und Schlepperei.

Künstliche Zuckeraustauschstoffe:

Die sind ziemlich tückisch. So will man auf der einen Seite auf mit der Null-Kalorien Methode auch noch zu. Warum ist das so? Fangen wir mit dem Zucker an. Zucker, jeglicher Art außer Fruchtzucker, wird in Glucose umgewandelt. Glucose dringt über die Darmschleimhaut im Dünndarm ins Blut ein. Dort wird es mit Hilfe von Insulin aus der Bauchspeicheldrüse in die Zelle geschleust. Insulin schließt die Zelle auf, wie ein Kohleofen, schaufelt die Glucose in die Zelle und schließt den Kohleofen wieder. Die Zelle hat was zu verbrennen. Dadurch entsteht Energie, die wir als Leistungsfähigkeit spüren. Einen Teil der Glucose wird auch in den Muskeln geschleust. Muskeln brauchen Glucose als Energieträger.

Die überschüssige Glucose wird mit ca. 200 Gramm (2 Portionen Pommes von Mäckes) in der Leber als Glycogen gespeichert und bei Bedarf in Glucose wieder umgewandelt. Soweit, so gut. Künstliche Zuckeraustauschstoffe können nicht in Glucose umgewandelt werden. Machen aber an der Bauchspeicheldrüse dennoch den Reiz, so dass die Bauchspeicheldrüse trotzdem Insulin produziert. Das Insulin schließt wieder die Zelle auf, aber es kann keine Glucose eingeschleust werden, da ja keine da ist. Die Zelle geht leer aus.

Die Muskelzellen bekommen ebenfalls keine Glucose und Glycogen kann in der Leber nicht eingespeichert werden. Die Folge: Energieknick, Muskeln leiden und die Zellen werden vom andauernden unnötigen aufschließen resistent gegen Insulin. Kommt es andauernd vor, kann auch die Glucose aus der Ernährung nicht mehr richtig in die Zelle eingeschleust werden und so wird die Glucose in Form von Fett im Bauchspeck und in den Organen abgelagert. Zudem kann so eine Insulinresistenz entstehen, die als Vorstufe vom Diabetes gilt.

Bei Fruchtzucker ist es ähnlich. Denn Fruchtzucker wird erst gar nicht in Glucose umgewandelt, sondern gleich in Fett, was sich am Bauch, Gesäß, Gesicht und in den Organen ablagert.

Fazit: Wenn es denn mal eine Cola sein soll, dann lieber eine mit Zucker. So haben wenigstens die Zellen noch was zu tun.

Sport

Noch so ein hitziges Thema. Während die einen kaum von der Sportfläche runterzukriegen sind, sind andere wiederum kaum von der Couch zu bewegen. Schwierig. Zu viel Sport kann die Nebennieren noch mehr schwächen, insbesondere wenn sie durch Hashimoto geschwächt sind. Ein zu wenig kann die Entzündung weiter anfeuern.

Aber mal von Anfang an. Hashimoto wirkt sich auf den Stoffwechsel aus und kann ihn verlangsamen. Das Problem ist, dass sich möglicherweise auch ein viszerales Fett entwickeln kann (Bauchfett). Das überschüssige Fett im Körper produziert sogenannte Adipokine, die wiederum Entzündungen verstärken. Das ist denkbar schlecht, wenn wir versuchen, genau diese loszuwerden. Muskeln dagegen produzieren Myokine, welche Entzündungen verhindern. Somit wird klar, dass wir Muskeln brauchen. Aber woher bekommen wir sie, wenn nicht durch Training? Gezielter Muskelaufbau und eine eiweißreiche Ernährung sind das Zauberwort. Warum nur am Sonntagsfrühstücksei festhalten, wenn wir uns durchaus 3 Eier pro Tag gönnen können?

Eier gehören zu den vollwertigen Eiweißen und enthalten alle 9 essenziellen Aminosäuren. Ähnlich verhält es sich mit Molke, Fleisch, Fisch, Milch sowie pflanzliche Quellen wie Quinoa, Chia- und Hanfsamen, Soja, Spirulina und Buchweizen. Nun sind wir zwar eher im Thema Ernährung, aber da wir Eiweiße und somit die Aminosäuren zum Muskelaufbau benötigen, passt das Thema hier gut hinein. Daher gilt beim Sport und bei Autoimmunerkrankungen das Motto: Low Carb - High Protein. Je mehr wir Körperfett in Muskeln umbauen, desto besser können wir die Entzündungen und die Autoimmunerkrankung unter Kontrolle bekommen.

Aber Achtung! Es nützt niemandem, und dir schon mal gar nichts, wenn du dich mit Gewalt in den Sport stürzt. Mach lieber langsam und suche dir etwas, woran du Freude hast. Langsam kommt man in diesem Fall schneller ans Ziel als überstürzt alles zu geben und nach kurzer Zeit ausgebrannt zu sein.

Tipp: Schau dir einmal das Thema Tabata-Training an oder auch HIIT (High Intensity Interval Training). Hierbei kannst du auch bei Nebennierenerschöpfung Sport treiben, ohne lange Erholungszeiten zu benötigen, und kommst dennoch ans Ziel.
Besonders interessant für die Couchpotatos, da man bei Tabata ganz klein mit 4 Minuten pro Tag beginnt.

KPU / HPU

Die KPU oder HPU oder beides oder... ach, ist auch egal. Da streitet sich das Volk fleißig drüber. Ehrlich? In der Therapie macht es kaum einen Unterschied. Ist sie angeboren - also von den Eltern übertragen - wird es sich nicht wegtherapieren lassen. Ist es erworben, sollte nach der Ursache geforscht werden.

Die KPU/HPU ist in der Medizin eine noch nicht anerkannte Stoffwechselstörung, in der die Neubildung des roten Blutfarbstoffs gestört ist. Auf schlau gesagt, Störung der Hämsynthese.
Häm wird in den Mitochondrien und nahezu allen Körperzellen produziert. Insbesondere in der Leber und im Knochenmark.

Kommt es hier zu einer Störung, kann es zu Defiziten in allen Bereichen kommen, in denen Häm benötigt wird.
In der Leber kann es zu einer Entgiftungsstörung kommen. Schwermetalle, Umweltgifte und eigene Stoffwechselendprodukte, können schlecht abgebaut werden.

Im Blut ist Häm für den Sauerstofftransport zuständig. Bei einer Störung kann es zu einer verringerten Sauerstoffversorgung im Körper kommen.
Häm wird für den Muskelaufbau gebraucht. Bei einer Verminderung kann es zu Muskelschwäche kommen.

Die Mitochondrien (die Kraftwerke unserer Zellen), produzieren das ATP. ATP kann man sich vorstellen, ist vergleichbar wie das PS beim Auto. Der Motor hat 4 Zylinder. Dort wird das Gemisch aus Öl, Wasser, Luft und Benzin durch die Zylinder geschoben.

Durch einen Knallgaseffekt entsteht Energie, im Letzten Zylinder kommt PS raus und das Auto setzt sich in Fahrt.

So muss man sich die Mitochondrien vorstellen. Sie brauchen ein Gemisch aus unterschiedlichen Nährstoffen und durch ein Knallgaseffekt entsteht in den mitochondrialen Zylinder ATP und ATP setzt die Zelle in Fahrt. Die Zelle das Organ und das Organ den Menschen. Um ATP herzustellen, braucht es neben den Nährstoffen zusätzlich Häm. Fehlt es hier, kommt es zu einem Defizit und die Zellen schwächeln.

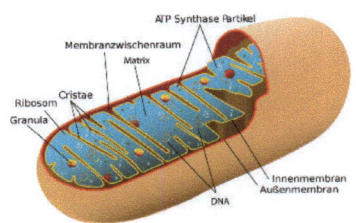

Eine KPU kann viele Ursachen haben. Auffallend ist, dass eine KPU häufig durch ein HWS-Trauma (Halswirbelsäulen-Trauma) ausgelöst und somit oft mit einem Hashimoto in Verbindung gebracht wird. Es gibt noch andere Auslöser wie z.B. Schwermetallbelastungen, Medikamente, Operationen usw.

Die Symptome einer KPU sind so vielseitig, dass ich sie hier gar nicht alle auflisten kann. Hier möchte ich einige typische Symptome aufzeigen.
Schwäche, chronische Müdigkeit, Schlafstörungen, Gewichtszunahme, Infektanfälligkeit, Alkoholunverträglichkeit, Stress nicht aushalten können, Konzentrationsstörungen, AD(H)S, Nahrungsmittelunverträglichkeit, Histaminosen, Glukose, Laktose, Fruktose können nicht vertragen werden,

Autoimmunerkrankungen insbesondere Hashimoto, Magen-Darm-Beschwerden und deren Erkrankungen, Störungen im Zuckerstoffwechsel wie Diabetes oder Insulinresistenz, unerfüllter Kinderwunsch (gilt für beide – auch wenn der Mann die KPU/HPU hat), PCOS, Erkrankungen und Störungen im Stütz- Bewegungsapparat (Knochen, Gelenke, Muskeln), Erkrankungen der Haut (alle Häute, auch Schleimhäute), Migräne.

Wie man sieht, ist sie der Affe unter den Stoffwechselstörungen. Alles kann, nichts muss. Sie ist so individuell, wie jeder einzelne. Eine KPU kann über viele Jahre, sogar Jahrzehnte still verlaufen, ohne dass sie auffällig ist. Und dann, zack, ist sie da. Plötzlich treten Symptome auf, die in keinem Zusammenhang zu stehen scheinen.

Und sehr häufig haben die Patienten eine Odyssee an Medizinern hinter sich, die sie nicht selten in die Psychotherapie verlagern. Ist ja alles nur psychosomatisch.
Die Therapie richtet sich nach Ursache.
Ist ein HWS-Trauma der Grund, sollte die Osteopathie ein Teil der Therapie sein.
Sind es Schwermetalle, muss der Darm in Schuss gebracht, die Nährstoffe aufgefüllt werden und die Schwermetalle bestenfalls mit einer Chelattherapie ausgeleitet werden.

Zink, Mangan, Chrom und Vitamin B6 sind die häufigsten Nährstoffe, die durch eine KPU/HPU im Mangel sind. Es wäre aber ein Trugschluss, würde man glauben, mit diesen Nährstoffen wäre die KPU/HPU geheilt oder therapiert. Unter dem Kapitel Nährstoffe von A bis Z könnt ihr nachlesen, was diese Nährstoffe im Körper ausrichten und warum es wichtig ist, diese in der Therapie mitzubedenken.

Ein Wort in diesem Zusammenhang noch zum unerfüllten Kinderwunsch.
Eine einzige Eizelle enthält zwischen 150.000 und 180.000 Mitochondrien. Tut mir leid, liebe Herren. Ein Spermium dagegen hat nur 3-5 Mitochondrien. Und diese sitzen im Hals des Spermiums und fallen bei der Befruchtung der Eizelle ab. Daher ist es besonders wichtig, dass die Mitochondrien beim Kinderwunsch der Frau immer gut in Schuss gehalten werden müssen. Wenn es einfach nicht klappen will, sollte nach einer KPU Ausschau gehalten werden. Daher sollte das Thema KPU und Hashimoto in der Kinderwunschsprechstunde Thema sein.

Schwermetallbelastung

Häufig geht ein Hashimoto mit einer Entgiftungsstörung einher, besonders wenn auch noch eine KPU/HPU eine Rolle spielt. Schwermetalle, wie Quecksilber, Aluminium, Vanadium, Platin, usw. kann die Leber nur schwer unschädlich machen und ausscheiden.

Dadurch können diese Stoffe schneller und intensiver toxische – das heißt giftige – Wirkungen auf den Körper ausüben.
Eine professionelle Schwermetallausleitung nennt man Chelatierung.
Diese dürfen nur noch die Ärzte durchführen, da ein bestimmter Stoff unter Rezeptpflicht gestellt und somit dem Heilpraktiker nicht mehr zugänglich ist.

Eine Chelatierung ist immer eine sehr gute Idee, sollte aber erst dann durchgeführt werden, wenn der Darm in Ordnung ist und die Nährstoffe gut aufgefüllt wurden. Auch Leber und Nieren sollten gut funktionieren, da Darm, Leber und Nieren die Ausscheidungsorgane sind, worüber die Schwermetalle ausgeleitet werden.

Es gibt einige gute Ärzte in Deutschland, die die Chelattherapie anbieten.

Nickel	< 3,000	14,800	12,776	
Palladium	< 1,400	1,800	5,003	⬆
Platin	< 0,600		n.n.	
Quecksilber	< 1,000	3,500	5,089	⬆
Vanadium	< 1,000		1,577	⬆
Aluminium	< 40,000		44,636	⬆

Tinnitus

Da denkt man, das gehört hier doch nicht her. Aber lasst mich mal aus der Praxis berichten. Seltsamerweise fällt auf (und das nicht nur mir), dass Hashimoto-Patienten fast alle einen Tinnitus haben.
Warum das so ist, konnte ich bisher noch nicht rausfinden. Eine Vermutung könnte sein, dass es evtl. auch an einem HWS-Trauma liegen könnte. Aber in der Praxis beobachte ich, dass meine 'Hashis' in der Anamnese meist alle ein HWS-Trauma hatten und passend dazu auch einen Tinnitus bekommen haben.

Von den HNO-Ärzten hört man immer, dass man nichts dagegen tun kann, wenn dieser schon lange besteht. Es gibt in Hamburg ein Heilpraktiker Kollege - Robert Kroll - der sich ausschließlich auf das Ohr spezialisiert hat. Er beobachtet ebenso, dass viele seine Tinnitus-Patienten einen Hashimoto haben.

Was kann man zuhause dafür tun? Das Hören für das Ohr ist dasselbe wie unser täglicher Job in der Firma, in der wir arbeiten. Gönnen wir uns keine Ruhe, erschöpfen wir auf Dauer. So ähnlich könnte man es dem gestressten Ohr auch zuschreiben. Leidet man an einem Tinnitus, gilt es, dem Ohr so häufig wie nur irgend möglich 'RUHE' zu gönnen, damit es sich erholen kann.

Das Ohr ist genauso wie die Schilddrüse aus Zellen gebaut, die wiederum viele Mitochondrien haben. Werden die Mitochondrien geschwächt, so können sie nicht mehr ihrer zugeordneten Aufgabe nachgehen. Es ist für das Ohr ähnlich, wie wenn der Chef einem den Urlaub streicht und die Wochenenden durcharbeiten lässt. Arbeit ohne Ende und keine Erholung. Daher tut man gut daran, einen Gehörschutz zu tragen.

Heißt täglich z.B. beim Einkaufen oder ähnlichen Situationen, wo ein Gehörschutz ohne Beeinträchtigung (wie z.B. beim Autofahren) getragen werden kann, ihn zu nutzen, um dem Ohr so gut es geht, Ruhe zu gönnen und wenig Reizungen auszusetzen. Aber alles, was die Mitochondrien aufbaut, kann nicht schaden. Ob es eine Sauerstofftherapie ist oder ein Höhentraining, plus das Futter für die Mitochondrien – Coenzym Q10.

In einer Spezialpraxis wie die vom Kollegen Robert Kroll gibt es die Möglichkeit, eine gezielte Lasertherapie durchführen zu lassen. Das kann die Mitochondrien unterstützen. Den Link zu seiner Praxis findet ihr im Anhang des Buches.

Kinderwunsch

Das Thema Kinderwunsch ist ein eigenes Thema, womit man ganze Bücher füllen kann. Daher werde ich mich hier nur kurz mit befassen.
Es spielen eine Menge Hormone eine große Rolle, auch Nährstoffe, Entgiftung, das Spermiogramm der Herren, usw.

Grundsätzlich ist eine Schwangerschaft mit Hashimoto möglich. Wenn wir es nur auf die Schilddrüse begrenzen, sieht es folgendermaßen aus. Je mehr die Schilddrüse durch den Hashimoto in Mitleidenschaft gezogen wird, desto weniger Hormone kann sie produzieren.
Die Eierstöcke besitzen Rezeptoren (Andockstellen) für T3 und T4 und haben Einfluss auf die Eireifung, auf die Bildung von Progesteron, Östrogen und auf das Einnisten des befruchteten Eis. Ist die Schilddrüse aufgrund der Entzündung nicht in der Lage ausreichend T3 und T4 zu produzieren, kann es mitunter auch zu Störungen in den Eierstöcken kommen.

Beim Mann sorgt das T3 für den Hodenwachstum und die Funktion. Kommt es zu einem Mangel an T3, kann weniger Testosteron gebildet werden und die Spermienqualität abnehmen. Autoimmunerkrankungen ziehen häufig eine Mitochondrienschwäche mit sich.

Wenn man bedenkt, dass eine Eizelle der Frau über 150.000 – 180.000 Mitochondrien hat und ein Spermium nur 3-5, wird schnell klar, dass besonders die Mitochondrien gut gepflegt werden wollen, da sie zu 100% von der Mutter an das Kind übertragen werden.

Wie oben bereits erwähnt, geht ein Hashimoto häufig mit einer KPU/HPU einher. Da die Eierstöcke gut durchblutet und mit Sauerstoff angereichert werden wollen, könnte es hier auch zu einem Problem kommen. Besonders wenn auch noch die Mitochondrien durch die KPU/HPU beeinträchtigt sind, kann die Fruchtbarkeit bei beiden (Mann und Frau) eingeschränkt sein.

Umso wichtiger ist es, immer beide unter die Lupe zu nehmen, wenn die Schwangerschaft auf sich warten lässt.

PCOS

Polyzystisches Ovarialsyndrom tritt häufig in Zusammenhang mit Hashimoto und einer Insulinresistenz auf. Das durch Hashimoto eine Insulinresistenz ausgelöst wird, habe ich ja bereits geschrieben. Insulin stimuliert die Hypophyse, vermehrt LH (luteinisierendes Hormon) zu produzieren. Vermehrtes LH wiederum stimuliert die Eierstöcke, Testosteron zu produzieren.

Dadurch entsteht ein Missverhältnis von LH zu FSH (Follikel stimulierendes Hormon). FSH ist für die Eizellreifung zuständig, LH wiederum für den Eisprung.
Ist zu wenig FSH vorhanden, können die Eizellen nicht ausreichend heranreifen und lagern sich in den Eierstöcken ein, die im Ultraschall wie eine Perlenkette zu sehen sind.

In der Leber wird normalerweise das SHBG (Sexualhormon-bindendes Globulin) gebildet, was das Testosteron binden und inaktivieren soll. Das wird durch zu viel Insulin verhindert. Dadurch entsteht ein Überschuss an Testosteron, der zu einem PCOS führen kann.

Wird der Hashimoto behandelt und somit auch die Insulinresistenz, verbessern sich die Geschlechtshormone, was zu einer Besserung der PCOS-Symptome führen kann.

Eppstein-Barr-Virus (EBV)[1]

Das Eppstein-Barr-Virus, oder auch Pfeiffersches Drüsenfieber oder Kusskrankheit genannt, ist eine Virusinfektion, die zu den Herpesviren gehört. Herpesviren verbleiben im Körper und können immer dann wieder ausbrechen, wenn das Immunsystem geschwächt ist. Aggressive Varianten des EBV können auch Jahre später noch zum Auslöser von Autoimmunerkrankungen, einschließlich Hashimoto, werden.

In einer polnischen Studie von 2015 (2) wurde weltweit bei über 80,7% aller Hashimoto-Patienten EBV in der Schilddrüse gefunden. Somit wäre es ratsam, im Blut den Titer des EBV zu untersuchen. Gerade in Zeiten des Hormonwandels wie Pubertät, Schwangerschaft/Geburt und Wechseljahre ist der Körper oft mit diesen Hormonschwankungen beschäftigt, was dem Virus Tür und Tor öffnet und ihm ermöglicht, sein Unwesen zu treiben. Das mag eines der Gründe sein, warum der Hashimoto zu diesen Zeiten erstmals auftritt. Bis dahin verhält sich das Virus meist im Hintergrund.

Der EBV kann Neurotoxine produzieren, was zu einer Entgiftungsstörung in der Leber, die Darmschleimhaut schädigen und zu Nahrungsmittelunverträglichkeiten führen kann. Er kann sich in das Immunsystem einhacken und somit Entzündungen im Körper auslösen. Hierbei sind meist zunächst nur stille Entzündungen gemeint, die im Blutbild z.B. durch das c-reaktive Protein (CRP) festgestellt werden können. CRP sollte laut Labor unter 5 liegen. Allerdings gilt alles, was zwischen 1 und 5 liegt als stille Entzündung (silent inflammation).

---

[1] https://pubmed.ncbi.nlm.nih.gov/25931043/

Selbst wenn der EBV uns auf ewig treu bleibt, bedeutet das nicht, dass wir nichts dagegen tun können. In erster Linie gilt auch hier: Immunsystem aufbauen, entgiften, Nährstoffe auffüllen, Schwermetalle ausleiten und die Mitochondrien stärken.

Histaminintoleranz

Nimmt man den Begriff mal ganz genau, muss man feststellen, dass es eine Histaminintoleranz gar nicht geben kann. Denn Histamin finden wir im ganzen Körper. Histamin finden wir im Darm, im Gehirn (als Neurotransmitter), in der Haut, in der Lunge/Bronchien, im Magen, im Herzen, in den Blutzellen, in der Gebärmutter, in den Eierstöcken. Ohne Histamin könnte sich ein befruchtetes Ei gar nicht erst einnisten. Aber erstmal die Erklärung, was Histamin überhaupt ist.

Histamin ist ein Botenstoff, der in den Mastzellen produziert und dort gespeichert wird.
Mastzellen gehören mit zum Immunsystem und sind im Gewebe ansässig. Das Schilddrüsenhormon T3 wird ebenfalls in den Mastzellen gespeichert. Sind die Mastzellen, sagen wir mal so, hyperaktiv, dann wird nicht nur Histamin ausgeschüttet, sondern auch das T3.

Spätestens jetzt klagen die Schilddrüsenerkrankten, dass die Schilddrüse sich nicht einstellen lässt. Ein Mü zu viel an Schilddrüsenhormonen ist gleich viel zu viel, ein Mü weniger, ist schon wieder zu wenig. Wie man es macht, es passt nie. Nicht selten, dass in dieser Situation der Mensch anfängt, seine Schilddrüsentabletten zu pulverisieren und Krümelchen für Krümelchen über den Tag schluckt.
Und dann kommt die Empfehlung sich einen Psychologen zu suchen, da es mit der Schilddrüse ja nichts zu tun haben kann.

Der bekannteste Ort für Histamin ist der Darm. Hier ist das Problem entweder ein zu viel an Histamin durch histaminbildende Keime wie z.B. Clostridien, Lactobazillen und

Klebsiellen. Oder ein Abbauproblem durch eine verminderte DAO (Diamin Oxidase, eine Enzymgruppe, welche für den Abbau von Histamin zuständig sind). Diese Enzymgruppe besteht hauptsächlich aus Zink, Mangan, Vitamin B6 und Kupfer. Histamin und DAO können über eine Stuhlprobe, und die Nährstoffe über eine Vollblutanalyse getestet werden.

Noch ein Wort zur Begriffserklärung: Histaminose ist eine Reaktion von zu viel Histamin im Körper, welches nicht ausreichend abgebaut werden kann. Mastozytose ist eine Vermehrung der Mastzellen (worin das Histamin sowohl gebildet als auch gespeichert wird) und ein MCAS ist ein Mastzellaktivierungssyndrom. Bei der MCAS ist es so, dass die Mastzellen unkontrolliert seine ganzen Botenstoffe ausschüttet und der Mensch anfängt auf beinahe alles zu reagieren.

Was aber hat Histamin mit Hashimoto zu tun? Hashimoto ist eine Autoimmunerkrankung und damit eine chronische Entzündung. Entzündungen, haben wir oben gelernt, regen die Mastzellen an Histamin freizusetzen. Vermehrt Histamin verursacht weitere Probleme, wie niedriger Blutdruck, schneller Puls, Allergien, Müdigkeit, Erschöpfung, Burn-Out, Fatigue, Schlafstörungen, Verstopfung, Durchfälle, Gewichtsabnahme/Zunahme, Herzrasen, Herzklopfen oder Stolpern, Kälte oder Hitzeempfinden, Juckreiz, Lebensmittelunverträglichkeiten, Muskel, - und Gelenkschmerzen usw.

Nun wird klar, weswegen es nicht einfach mal damit getan ist, Histaminfrei oder arm zu leben.

Mal abgesehen davon, dass außer Wasser alles Histamin haltig ist. Eine Mastzellstörung (Mastozytose oder Mastzellaktivierungssyndrom) kann ebenfalls einen Hashimoto vorgaukeln. Denn sieht alles danach aus, nur im Ultraschall ist die Schilddrüse vermeintlich gesund. In diesem Fall sollte man sich einen Spezialisten zu Rate ziehen, der sich mit Histamin, Mastzellen und Schilddrüse auskennt.

Eine Histaminose kann bei einem kundigen Therapeuten festgestellt werden. Um ein MCAS zu diagnostizieren, bedarf es eine Gewebeprobe, die in der Klinik durchgeführt wird. Nur so kann eine Mastzellstörung ausgeschlossen oder bestätigt werden.

Warum sage ich das? Naja, weil eben ein Hashimoto nicht unbedingt immer von einer Mastzellstörung oder Histaminose zu unterscheiden ist. Es ist ein sehr großes Thema, was hier mal eben nicht in einem kurzen Kapitel bearbeiten kann. Wer sich für das Thema interessiert, sei auf das Buch von Kyra Kauffmann – der Histamin Irrtum - verwiesen. Es ist sehr gut recherchiert und ausführlich geschrieben.

Ich wünsche an dieser Stelle viel Spaß beim Lesen ihres Buches.

Natürliches Schilddrüsenextrakt

NDTs (Natural Desiccated Thyroid) sind natürliche Schilddrüsenextrakte. Dabei wird vom Schwein, Rind oder Pferd die Schilddrüse getrocknet und pulverisiert. Dieses Pulver wird häufig in Kapseln gefertigt und in ein paar deutschen Apotheken rezeptpflichtig herausgegeben. Anders im Ausland wie in den Niederlanden, z.B. Dort gibt es ein Produkt, welches als Nahrungsergänzungsmittel im Internet verkauft wird.

Das ist in der Tat ein sehr kontroverses Thema. Während die einen auf die sogenannten NDT (Natural Desiccated Thyroid) schwören, sind anderen dagegen und wieder andere haben noch nie davon gehört. Hier schildere ich meine Theorie dazu, basierend auf meinen Erfahrungen in der Praxis. Das bedeutet nicht, dass die Meinung anderer falsch ist.

Die Schilddrüse produziert über 30 Hormone. T0 – T4 sind hinlänglich bekannt, und es gibt bereits zwei Hormone, die in der Medizin eingesetzt werden: ein T4-Produkt und ein T3-Produkt sowie eine Kombination aus beidem. Nach meiner Meinung und Erfahrung wird häufig ein Schilddrüsenextrakt eingesetzt, damit die Schilddrüse angeblich wieder ihre volle Funktionalität erlangen kann und dadurch an Volumen zunimmt.

Ich habe einige Patienten in der Praxis gehabt, die das Extrakt lange Zeit einnahmen, ohne dass sich ihre Schilddrüse veränderte. Stattdessen klagten sie über Beschwerden, Unverträglichkeiten gegenüber T4-Produkten und Jod sowie über starke Erschöpfung.

Meine Theorie ist, dass in dem Extrakt über 30 Hormone enthalten sind, wie sie auch von unserer Schilddrüse produziert werden, jedoch in einer etwas anderen Zusammensetzung. Im Extrakt ist deutlich weniger T4 enthalten, als in unserer natürlichen Produktion. Daher ist der ft4-Wert im Blutbild meist deutlich zu niedrig, weshalb zur „kosmetischen Aufhübschung" des Laborwertes ein T4 dazu gegeben wird.

Wie ich schon einmal geschrieben habe, machen Hormone Stress im System. Das ist natürlich und wird von der Nebenniere abgefangen. Nun ist es so, dass der Hypothalamus (Mr. Big Boss) sein Finger ins Blut steckt und feststellt, dass von den Schilddrüsenhormonen alles ausreichend zur Verfügung steht. Also gibt er es an seinen Abteilungsleiter, der Hypophyse, weiter und sagt ihm, dass die Schilddrüse nicht mehr oder nur noch ganz wenig produzieren braucht, weil es ist ja alles da.

Gehorsam wie die Schilddrüse ist, stellt sie ihre Produktion auf Sparflamme, legt die Füsse auf den Tisch und lässt seinen Besitzer einen guten Menschen sein. Sie denkt gar nicht mehr daran aus ihrer Pause zurück an den Arbeitsplatz zu gehen und wird faul. Unterdessen wird aber fleißig das NDT gefuttert und der Körper wird in ein festes Hormonmuster gezwungen. Er bekommt eine feste Menge von allem. Egal ob er es gerade braucht oder nicht.

Für einen ruhigen Moment zu viel, in Stresssituationen zu wenig. Unterm Strich muss die Nebenniere diesen hormonellen Stress auffangen und erschöpft zusehend. Das macht langfristig müde und schlapp. Daher setze ich in der Praxis NDTs nur ein, wenn die Schilddrüse selbst im Burnout ist – wenn die Werte katastrophal sind, die Schilddrüse im Ultraschall schlecht aussieht und der Patient kaum noch Energie hat.

Das ist bisher nur sehr selten vorgekommen. Stattdessen konzentriere ich mich darauf, den Patienten erst einmal aufzubauen. Das beinhaltet die üblichen Maßnahmen wie die Behandlung des Darms, Stärkung des Immunsystems, Optimierung der Mitochondrien, Auffüllen von Nährstoffen, Anpassung der Ernährung, entzündungshemmende Maßnahmen, Schilddrüsenwickel, gegebenenfalls Osteopathie und vieles mehr. Damit gebe ich der Schilddrüse alles, was sie braucht, um sich zu erholen. Und das klappt in der Regel wunderbar. Mit etwas Glück können Patienten dadurch ihre Hormonmedikation unter ärztlicher Rücksprache reduzieren oder manchmal sogar absetzen.

Es gibt allerdings auch Menschen, deren Schilddrüsen von Geburt an nicht so dolle ist, oder deren Schilddrüse (fast) komplett entfernt wurde. In solchen Situationen kann das natürliche Schilddrüsenextrakt ein Segen sein. Aber das muss im Einzelfall besprochen und entschieden werden.

Osteopathie / Chiropraktik

Die Osteopathie / Chiropraktik sollte in der Hashimoto Therapie nicht fehlen.

Wie ich schon geschrieben habe, geht ein Hashimoto häufig mit einem HWS-Trauma einher. Was nützen uns all die Bemühungen, wenn die Grundursache die Halswirbelsäule ist und nicht mitbehandelt wird?

Nicht selten kommt es vor, dass nach einem Auffahrunfall (hier sprechen wir von einer Geschwindigkeit von ca. 15-20 km/h), einem Fahrradsturz, Sturz von einem Pferd, die Treppe rauf- oder runter gefallen, einen Koffer an den Kopf bekommen, gegen einen Schrank gelaufen oder einhunderttausend andere Dinge, die so passieren können, kein Therapeut aufgesucht wurde. Warum denn auch? Ist ja vermeintlich nichts passiert. Der Körper vergisst nicht. Er kann kompensieren. Ja er ist sogar ein Meister im Kompensieren. Und was wir nicht merken, brauchen wir nicht behandeln.

Die Halsstrukturen sind aber so filigran, dass eine leichte Einengung oder Reizung der Blutgefäße in der Halswirbelsäule Auswirkungen haben kann.

Zudem stehen die Muskeln im Hals/Nackenbereich mit der Schilddrüse in Kontakt. Gibt es hier dauerhaft Verspannungen, kann es die Schilddrüse triggern.

Hier sei nochmal das Thema Histamin mit eingebaut. Wir haben nahe der Halswirbelsäule Propriozeptoren. Das sind Rezeptoren der Tiefensensibilität. In diesem Bereich liegen viele Nerven und wo viele Nerven sind, haben wir viele Mastzellen. Besteht ein Halswirbelsäulentrauma, reichen teils schon kleine Kopfbewegungen oder Drehungen, um die Mastzellen anzuregen, die dann Histamin ausschütten. Das könnte eine Erklärung sein, weswegen wir bei Nackenproblemen Schlafstörungen entwickeln. Die Halswirbelsäule hat einen Einfluss auf das vegetative Nervensystem. Sympathikus und Parasympathikus. Der Parasympathikus hat einen Einfluss auf den Darm, genauso wie der Sympathikus. Ist der Sympathikus ständig aktiv, wird weniger Magensäure produziert und die Darmtätigkeit kann eingeschränkt sein. Hier kann die Osteopathie unterstützend helfen, um den Parasympathikus wieder anzufeuern, damit der Darm in Ruhe seine Arbeit verrichten kann.

Selbst die Schilddrüse lässt sich osteopathisch behandeln. Durch sanfte Techniken und einer Schilddrüsenmassage kann diese sich beruhigen und die Symptome wie Kloßgefühl im Hals, Schlafstörungen und Unruhe gelindert werden.

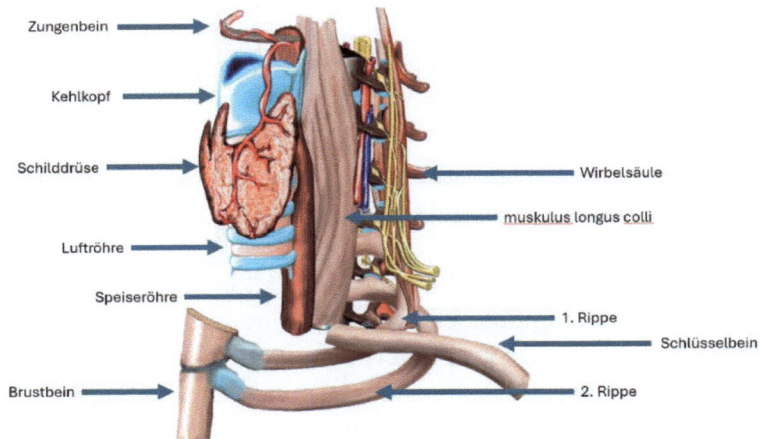

Bildquelle: Sono2learn

Hier sieht man sehr schön die Reihenfolge der einzelnen Strukturen. Vorne als Erstes die Schilddrüse, dahinter in blau gestreift die Luftröhre mit dem Kehlkopf, die braune lange Wurst dahinter ist die Speiseröhre, die tatsächlich einen linksknick auf Höhe der Schilddrüse macht. Nur ca. 15% aller Menschen haben die Speiseröhre nach rechts geknickt. Das hellbraune direkt dahinter ist der muskulus longus Colli. Dieser Muskel verläuft zwischen dem ersten Halswirbel und die dritten Brustwirbel und sitzt auf der Wirbelsäule auf.

Wenn an der Wirbelsäule etwas ist, wie z.B. eine Blockade oder ein Trauma durch einen Unfall, kann es immer Auswirkungen auf die davor liegenden Strukturen und somit auf die Schilddrüse haben. So erklärt sich die Verbindung zur Schilddrüse und ist ein Grund osteopathisch/chiropraktisch die Halswirbelsäule in der Schilddrüsentherapie mit einzubeziehen.

Knochen- und Gelenkschmerzen

Durch die herabgesetzte Stoffwechsellage kann es zu einer Überempfindlichkeit von Triggerpunkten kommen, die auch eine Fibromyalgie auslösen können. Zudem kann die schlechte Stoffwechsellage zu Stress führen, was sich durch verspannte Muskeln und Bruxismus (Zähne knirschen oder pressen) äußert.

Dieses festhalten von Muskeln, wie Schultern hochziehen, angespannte Rumpfmuskulatur und Zähne aufeinanderpressen, kann zu Muskel- und Gelenkschmerzen führen. Durch die hohe Muskelspannung kann sich der Sympathikus nicht mehr erholen und ist ständig am Anschlag. Der Parasympathikus – der Gegenspieler Sympathikus und Entspannungsnerv – liegt brach, weswegen eine körperliche Entspannung sehr schwerfällt.

Hohe Antikörper der Schilddrüse können die Sehnen und Teile des Muskelapparats angreifen, was wiederum zu Schmerzen führt. Auch hier zeigt sich, wie wichtig es ist, die durch den Hashimoto entstandene Entzündung zu behandeln.

Entspannungs- und Ordnungstherapie

Hashimoto Erkrankte haben oft Stress. Stress, weil sie nicht genau wissen, wie sie ihre Symptome deuten sollen, weil sie mit ihren Symptomen oft alleine sind, weil sie sich häufig nicht ernst genommen fühlen. Gerade dann ist es umso wichtiger, auf sich aufzupassen und alles dafür zu tun, damit es nicht eskaliert. Hier hilft besonders Entspannungstraining. Das kann alles Mögliche sein. Von Yoga, über autogenes Training, Meditation, Waldbaden, Sauna oder alles was gut tut.

Ganz wichtig ist die Ordnungstherapie. Darunter versteht man z.B. Schlafhygiene. Eine gute Schlafhygiene ist, wenn 1 Stunde vor dem Schlafengehen das Schlafzimmer gut durchgelüftet wird und in der Zeit keine Medien mehr genutzt werden. Fernsehen, Handy, Tablet und so weiter, haben meist einen zu hohen Blauanteil im Licht. Das hat Einfluss auf die Zirbeldrüse, die das Melatonin (Schlafhormon) produziert. Je mehr Blaulichtanteil, desto mehr wird der Zirbeldrüse vorgegaukelt es sei Tag und nicht Schlafenszeit. Das kann den Schlaf stören.

Das Bett sollte am besten einmal die Woche frisch bezogen werden. Häufig haben wir noch Reste von Staub, Pollen und so weiter an uns oder in den Haaren. Und da kann sich nach zwei Wochen schon ganz schön, was auf unser Kopfkissen ansammeln.

Jeden Abend zur selben Zeit ins Bett gehen und jeden Morgen zur selben Zeit aufstehen, gehört mit zur Schlafhygiene. Besonders wenn man unter Schlafstörungen leidet. Die Regelmäßigkeit kann den guten Schlaf fördern.

Alkohol und Zucker haben einen negativen Einfluss auf den

Blutzuckerspiegel. Besonders, wenn eine Insulinresistenz vorliegen sollte. Die starken Blutzuckerschwankungen können den Schlaf stören, indem der Blutzuckerspiegel stärker abfallen kann als normal. Der Körper gerät in einer leichten Unterzuckerung und wacht auf.

Um dem gegen zu wirken, kann eine kleine Portion frisches, salziges Popcorn helfen. Popcorn besteht aus Kohlenhydraten und Salz. Das beruhigt die Nebennieren und stabilisiert über Nacht auch den Blutzucker. Eine gesalzene Kartoffel oder eine Scheibe Brot mit Salz tuts aber auch, wenn man kein Popcorn mag.

Atemtherapie

Das ist ein großes und ausdauerndes Thema. Hier kann man ganze Bücher mit füllen. Daher reiße ich es hier nur kurz an und beschreibe die wichtigsten Funktionen der Atemtherapie:

Atmung ist ein elementar wichtiger Vorgang, der in der Regel unbewusst stattfindet.
In unserer heutigen Zeit ist es leider so, dass wir eher alle überatmet sind, als dass wir zu wenig atmen. Wir atmen ca. 10-15 mal die Minute und hecheln uns so von Termin zu Termin. Unser Atem wird meist sogar eher etwas schneller, wenn wir aufgeregt sind, obwohl es eigentlich keinen Grund gibt oder Aufregung nicht grad ein Grund darstellt. Zusätzlich haben wir uns schon angewöhnt, überwiegend durch den Mund zu atmen.

Es gibt Untersuchungen, die gezeigt haben, dass die Gesichter immer länger werden, weil die Kinder nachts mit offenem Mund atmen und so der Gegenpart vom Unterkiefer zum Oberkiefer fehlt. Auch die Infektanfälligkeit hat zugenommen, seitdem wir immer mehr durch den Mund atmen.

Aber warum ist das so? Die natürliche Atmung findet in der Regel durch die Nase statt. In der Nase wird die Einatemluft gefiltert und angewärmt. Und dabei entsteht etwas ganz Besonderes. Stickstoffmonoxid oder kurz NO. Der Einfachheit halber schreibe ich jetzt hier NO. NO hat viele gute Eigenschaften. Es tötet Keime und Viren ab, macht die Blutgefäße weit und sorgt somit für eine gute Durchblutung. Eine gute Durchblutung sorgt für eine gute Sauerstoff,- und Nährstoffversorgung im umliegenden Gewebe, was zusätzlich das Immunsystem stärkt.

Atmen wir überwiegend durch den Mund, geht uns das wertvolle NO-Gas verloren. Atmen wir zu schnell und zu hastig, bleibt kaum Zeit NO zu produzieren.

Konstantin Buteyko hatte sogar festgestellt, dass eine Atmung von ca. 6 Zügen die Minute vollkommen ausreicht und mit einer gezielten Atmung Krankheiten behandelt, werden können.

Und da das ein so überaus wichtiges Thema ist, habe ich hier ein paar Büchertipps zusammen gestellt: Hier verweise ich gern auf die Bücher von Ralph Skuban „Die Buteyko Methode" und „Atmen", das Buch von Thore M. Herold „Atme dich frei! Atemtechniken für Anfänger" oder das neu erschienene Buch von Christina Koller „Atme bewusst, lebe intensiv".

In diesem Sinne wünsche ich allen eine entspannte und bewusste Atmung und viel Spaß beim Herausfinden des eigenen Atemrhythmus.

Nährstoffe von A – Z

A – wie Aminosäuren

Aminosäuren - wusstest du, dass der Körper zu über 30 % aus Aminosäuren besteht? Aminosäuren sind die kleinsten Bausteine des Körpers und somit lebensnotwendig. Der Rest setzt sich aus Eiweißen, Fetten und anderen Nährstoffen zusammen. Genauer gesagt kommen Kohlenhydrate kaum vor. Daher ist es nicht verwunderlich, dass wir dringend Aminosäuren brauchen.

Dabei gibt es essenzielle Aminosäuren, die der Körper nicht selbst herstellen kann und die über die Nahrung aufgenommen werden müssen. Aber woher? In einer deutschen Gesellschaft, die sich Kohlenhydrat lastig ernährt und Eiweiße oft vernachlässigt, ist es nicht überraschend, dass wir einen Mangel an essenziellen Aminosäuren haben.

Zusätzlich gibt es nicht-essenzielle Aminosäuren, die zwar mit der Nahrung aufgenommen werden können, der Körper dennoch in der Lage ist, sie selbst herzustellen. Aber nur dann, wenn wir uns ausreichend protein- also eiweißreich ernähren. Ein Beispiel ist das t4-Hormon, das aus Jod und der Aminosäure L-Thyrosin gebildet wird. Fehlt eines von beiden, kann es zu einer Fehlfunktion führen.

A – wie Vitamin A

Vitamin A gehört zu den Fettlöslichen Vitaminen und ist ein Antioxidans, ein Zellschutz und für das Immunsystem wichtig. Es ist am Fett- und Eiweißstoffwechsel in der Leber beteiligt und an der Synthese, der Neubildung der Hormone Östrogen und Testosteron. Durch seinen Zellschutz und Regulation des Immunsystems kommt es bei Hashimoto mit zum Einsatz.

B – wie B-Vitamine

B-Vitamine sind ebenfalls wichtig. Warum? Weil B-Vitamine vom Körper nicht gespeichert werden können. Sie sind wasserlöslich und werden über den Urin ausgeschieden. Im Gegensatz zu den fettlöslichen Vitaminen ADEK. Sie benötigen Fette und sollten am besten mit dem Essen eingenommen werden.

Jedes B-Vitamin hat sein eigenes Dazutun im Organismus. B-1 zum Beispiel sorgt für eine bessere t4-Produktion und kann gegen Müdigkeit helfen. B-2 hat eine immunologische Wirkung und trägt zusammen mit B-3 dazu bei, dass ATP, die Energie in der Zelle, hergestellt werden kann.

B-6 ist bei allen hormonellen Prozessen und bei der Bildung von Neurotransmittern wichtig und steht in Kombination mit Zink. B-12 wird über die Magensäure aktiviert. Hashimoto macht aber gerne mal einen Magensäuremangel.

Folsäure ist mitunter an der Neubildung von Melatonin, Adrenalin und Serotonin beteiligt. Ebenso am Aufbau der Epithelzellen und der Schleimhäute ganz besonders z.B. die des Magen-Darm-Traktes.

C – wie Vitamin C

Vitamin C ist, wie jeder weiß, ein Antioxidans und kann vom Körper nicht gespeichert werden. Der Mensch und das Meerschweinchen sind die einzigen Wesen, die Vitamin C nicht selbst herstellen können und daher auf die Zufuhr von Vitamin C angewiesen sind. Das, was normalerweise von der DGE empfohlen wird, reicht gerade aus, um nicht an Skorbut - die Seefahrerkrankheit - zu erkranken.
Leider sind jedoch die Vitamin-C-Räuber allgegenwärtig, wie zum Beispiel unausgewogene Ernährung, Rauchen und Autoimmunerkrankungen. Besonders Stress gehört dazu, da er die Cortisol-Ausschüttung beeinflussen kann. Cortisol wird in der Nebenniere produziert und arbeitet eng mit der Schilddrüse zusammen. Übrigens ist die Nebenniere das einzige Organ, das tatsächlich ein wenig Vitamin C speichern kann.

Ausreichend Vitamin C kann die Nebenniere unterstützen und für weniger Erschöpfung sorgen. Ist die Nebenniere gestärkt, kann sie die Schilddrüse besser unterstützen. Durch die antioxidative Wirkung wird auch das Immunsystem unterstützt, sodass der Organismus besser mit der Autoimmunität zurechtkommt.

Vitamin- C ist an der Produktion und Aktivierung der Schilddrüsenhormone beteiligt. Es unterstützt die Aufnahme von Jod in die Schilddrüsenzellen und fördert die Umwandlung von t4 in t3. Auch kann die TSH-Produktion in der Hypophyse (Abteilungsleiter) und Ausschüttung von Vitamin C beeinflusst werden. Zu guter Letzt macht es die Zielzellen, die auf das Hormon (in diesem Fall die Schilddrüsenhormone) sensibler, sodass sie empfänglicher für die Hormone werden

C – wie Coenzym Q10

Q10 kann normalerweise vom Körper selbst hergestellt werden. Der Grund ist der, dass wir Q10 benötigen, um Stress im Körper zu reduzieren. So weit so gut. Hashimoto ist eine Autoimmunerkrankung, die zu Entzündungen führt. Entzündungen im Körper setzen freie Radikale frei, was zu oxidativem Stress führt.

Um diesen Stress abzubauen, brauchen die Zellen Energie. Hier kommen wieder die Mitochondrien ins Spiel. In den Mitochondrien gibt es die so genannte Atmungskette oder auch Zellatmung genannt. Genauer betrachtet, sind es Atmungskomplexe. Es sind, wie beim Auto, 5 Zylinder (okay, ein Auto hat nur 4).

In jedem Zylinder fließen Eiweiße, Fette, Kohlenhydrate und Sauerstoff wie durch einen Trichter hinein. Die Zylinder reagieren mit einem Knallgaseffekt, und am Ende der Kette kommt Energie heraus. Beim Auto wäre es PS, bei uns Menschen ist es das ATP. Diese Energie wird in allen Zellen benötigt, unter anderem, um oxidativen Stress abzubauen.

Damit die Mitochondrien gut arbeiten können, benötigen sie unter anderem Q10. Bei Stress deutlich mehr, als der Körper selbst herstellen kann. Daher ist hier die Kontrolle und gegebenenfalls die Einnahme von Q10 sehr sinnvoll.

C – wie Chrom

Chrom ist ein essenzielles Spurenelement, das für verschiedene Funktionen im menschlichen Körper wichtig ist. Besonders bei Hashimoto ist Chrom mitzubedenken, da Hashimoto Patienten häufig eine Störung des Fettstoffwechsels haben und unter einer Insulinresistenz leiden.

Hier sind einige seiner Hauptfunktionen:

Glukosetoleranz und Insulinwirkung: Chrom spielt eine Rolle bei der Verbesserung der Glukosetoleranz und der Insulinempfindlichkeit. Es hilft, den Blutzuckerspiegel zu regulieren, indem es die Wirkung von Insulin unterstützt, was besonders wichtig für Menschen mit Diabetes ist.

Fettstoffwechsel: Chrom beeinflusst den Fettstoffwechsel im Körper. Es kann dabei helfen, den Cholesterinspiegel zu regulieren und die Bildung von schädlichem LDL-Cholesterin zu reduzieren.

Protein- und Aminosäurestoffwechsel:
Chrom spielt eine Rolle beim Stoffwechsel von Proteinen und Aminosäuren, was für den Aufbau und die Reparatur von Gewebe im Körper wichtig ist.

Regulation des Appetits:
Es gibt Hinweise darauf, dass Chrom eine Rolle bei der Regulation des Appetits spielt. Es könnte dazu beitragen, Heißhungerattacken zu reduzieren und das Sättigungsgefühl zu verbessern.

Obwohl Chrom nur in sehr geringen Mengen im Körper benötigt wird, ist es dennoch wichtig für die Aufrechterhaltung einer optimalen Gesundheit und eines normalen Stoffwechsels.

D – wie D3 (Vitamin bzw. Hormon)[1]

Über Vitamin D kann man ganze Bücher schreiben. Daher wird es hier mehr als nur eine Seite sein, denn ich möchte einmal über Vitamin D etwas aufklären. Für die einen ist es bereits klar, für viele allerdings noch vollkommen unbekannt. Fangen wir an. Wusstest du, dass Vitamin D eigentlich kein Vitamin ist, sondern ein Hormon? Genau genommen ein Prohormon. Das heißt, es wird im Körper erst über mehrere Stufen, mitunter durch Magnesium, zum eigentlichen Hormon D umgewandelt. Normalerweise braucht man dafür das Sonnenlicht und eine entsprechende Ernährung. Beides haben wir hier in Deutschland leider nicht.

In Deutschland haben wir eine sehr Kohlenhydratlastige Ernährung und der Einfallwinkel der Sonne in die Atmosphäre ist so flach, dass die Vitamin D-Synthese über die Haut nicht ausreichend möglich ist. Vitamin D hat eine antientzündliche Wirkung und einen Einfluss auf das Immunsystem. Es wurde sogar in einer Studie (2) gezeigt, dass ein guter Vitamin D-Spiegel den TSH (Thyreoidea-stimulierendes Hormon) als auch die Antikörper um ca. 20% senken kann.

Nun ist es so, dass Vitamin D eine Halbwertszeit von 24 Stunden hat. Das heißt, dass die Hälfte von dem, was der Körper heute bekommt, nach 24 Stunden abgebaut oder verbraucht ist. Als Beispiel: Der Körper kann pro Tag bis zu ca. 10.000 I.E. Vitamin

---

[1] https://pubmed.ncbi.nlm.nih.gov/31071734/

D in der Sonne produzieren. Wenn die 10.000 I.E. der Bedarf wären, würden von den 10.000 I.E. morgen nur noch 5.000 I.E. übrigbleiben. Übermorgen hätten wir noch 2.500 und den Tag danach 1.250 und so weiter. Daran sieht man, dass die wöchentliche Einnahme von Vitamin D nicht gerade so optimal ist. Besonders wenn man dann auch noch eine Rezeptorblockade hat.

Ich sage immer so, wir essen jeden Tag und nicht nur einmal die Woche. Ob man täglich 10.000 I.E. einnehmen muss, sei mal dahingestellt. Besser ist es, den Wert zu ermitteln, den Zielwert zu bestimmen und entsprechend einzustellen. Dr. Cicero Coimbra hat herausgefunden, dass Autoimmunerkrankungen, wie Hashimoto - eine Vitamin-D-Rezeptor-Fehlfunktion haben. Das heißt, Vitamin D kann nicht richtig in die Zelle aufgenommen werden.

E – wie Eisen

Das Enzym TPO (Thyreoperoxydase) ist an der Produktion von Schilddrüsenhormonen beteiligt, nicht zu verwechseln mit dem TPO-AK, was die Antikörper gegen das Enzym TPO sind. Die Thyreoperoxydase ist eisenabhängig und benötigt dieses, um die Schilddrüsenhormone zu produzieren, ebenso wie Jod und Tyrosin. Fehlt es an Eisen, zum Beispiel bei Frauen mit starken Menstruationsblutungen, einer Darmschleimhautentzündung oder bei Hashimoto, kann es zu einer verminderten Produktion der Schilddrüsenhormone kommen. Die Folge ist dann eine Unterfunktion mit ihren Symptomen.

Aber warum genau tritt dies bei Hashimoto auf? Hashimoto ist eine Entzündung, und Entzündungen benötigen Eisen. Je stärker die Entzündungen sind, desto mehr Eisen wird verbraucht. Das führt wiederum zu einem Eisenmangel, der dann zu einer Schilddrüsenunterfunktion führen kann. Und so schließt sich der Kreis, oder wie man so schön sagt: "Da beißt sich die Katze in den Schwanz".

E – wie Vitamin E

Vitamin E hat bei Hashimoto keine direkte Wirkung, sondern eher eine indirekte. Vitamin E ist für das Immunsystem wichtig und wirkt als Zellschutz. Daher sollte es bei Hashimoto nicht fehlen.

J – wie Jod

Jod - Ohje, ich höre jetzt schon wieder die Stimmen vieler Mediziner und Menschen mit einem... nun ja, etwas veralteten Wissensstand, in den Ohren klingen. Bloß kein Jod bei Hashimoto. Um Gottes willen, willst du dich umbringen? Du machst das ja alles nur noch schlimmer. Und am besten ist, du verweigerst jeden Krümel Jodsalz.

Also das mit dem Jodsalz, ehrlich gesagt, finde ich ja gar nicht so verkehrt. Denn in fast allen Jodsalzen befinden sich Riesel- oder Streuhilfen, damit das Salz nicht klumpt. Zudem wird oft zusätzlich Fluorid hinzugefügt. Nur die wenigsten wissen, dass sich Fluorid und Jod gegenseitig beeinflussen. Der Grund ist, dass es beides Halogene sind und um denselben Rezeptor konkurrieren. Da wir aber im Verhältnis zum Fluorid weniger Jod um uns und in der Nahrung haben, besetzen die Fluoride (genauso auch Chlor und Brom) die Jodrezeptoren und lassen das Jod nicht in die Zelle.

Wie eingangs schon gesagt, brauchen wir Nährstoffe, wo Jod eindeutig dazu gehört. Ohne Jod kein Leben. Ohne Jod keine

Fortpflanzung (Jodmangel kann die Fruchtbarkeit spürbar reduzieren und zu unerfülltem Kinderwunsch führen). Jede Drüse - nein jede Zelle - unseres Körpers ist jodabhängig und so verwundert es nicht, dass wir so viele Schilddrüsenerkrankungen in Deutschland haben. Nahezu jeder Dritte ist an der Schilddrüse erkrankt. Wie du siehst, könnte ich ein ganzes Buch über Jod schreiben. Aber das haben schon Kyra Kauffmann und Lynne Farrow getan. Daher verweise ich gern auf ihre Bücher, wenn du mehr über das Thema erfahren möchtest.

Ohne Jod keine Schilddrüsenhormone. Denn es heißt ja nicht umsonst TriJODthyrosin, würde das T3 aus z.B. Milch bestehen. Daher gibt es keine Jodallergie. Lediglich eine Reaktion auf eine Jodeinnahme, wenn wir z.B. eine hohe Brombelastung haben. Und die Reaktion bei einer Kontrastmittelgabe ist auf das Kontrastmittel gemünzt, nicht aber auf das Jod, was darin enthalten ist.
Jod ist bei einem Hashimoto unausweichlich wichtig. Allerdings gibt es hier zwei Ausnahmen: Du hast gerade einen akuten Hashimoto-Schub. Das merkst du daran, dass dein Körper und deine Psyche Fasching feiern und die Werte mächtig explodieren wie ein Feuerwerk zu Silvester. Denn wirkt Jod in diesem Fall wie ein Brandbeschleuniger. Hier gilt: erst die Entzündung runterfahren, dann Jod einnehmen.

Die zweite Ausnahme betrifft heiße Knoten oder autonome Knoten. Die freuen sich über jedes Fünkchen Jod, um so ordentlich nochmal Gas zu geben. Spürbar an der Überfunktion. Lass dich von einem Jodtherapeuten beraten, und du wirst sehen, wie gut es deiner Schilddrüse und letztendlich dir geht.

K – wie Kupfer

Kupfer ist mitunter an der Reifung der roten und weißen Blutkörperchen sowie am Eisen- und Glukosestoffwechsel beteiligt. Da das Enzym Thyreoperoxidase (TPO) eisenabhängig ist und Kupfer am Eisenstoffwechsel beteiligt ist, sollte der Kupferspiegel besonders bei einer Unterfunktion überprüft werden. Denn zu wenig Kupfer kann eine Unterfunktion unterstützen, während ein Überschuss an Kupfer bei einer Überfunktion zu finden ist.

M – wie Magnesium

Magnesium gehört zu den essentiellen Mineralstoffen und muss mit der Nahrung aufgenommen werden, da es vom Körper selbst nicht hergestellt werden kann. Magnesium ist an der Aktivierung von über 300 Enzymen beteiligt. Außerdem spielt es eine wichtige Rolle im Energiestoffwechsel, Eiweißherstellung und der Zellerneuerung. Magnesium hat einen Einfluss auf die Signalübertragung und Freisetzung von Hormonen und Neurotransmitter. Daher ist es so wichtig Magnesium bei Hashimoto immer mit zu berücksichtigen. Wenn eine Schilddrüsenunterfunktion schon länger besteht, kann die Aufnahme von Magnesium aus der Nahrung nicht richtig aufgenommen werden, da der Stoffwechsel verlangsamt ist.

M – wie Mangan

Mangan ist wichtig für die Schilddrüsen- und Sexualhormonbildung. Außerdem wirkt es bei den Stoffwechselvorgängen von Kohlenhydraten und Fetten mit. Auch bei der Verarbeitung von Cholesterin und bei der Insulinproduktion ist Mangan beteiligt.

N – wie N-Acetylcystein

N-Acetylcystein, oder kurz NAC, kennen wir vom ACC, einem
Hustenlöser. Es ist ein Abkömmling der Aminosäure L-Cystein,
die im Körper großartiges bewirkt und ein Antioxidans und ein
guter Leberschutz. Die Leber ist so wichtig, wie bereits erwähnt,
weil sie über 60% der Schilddrüsenhormone aktiviert (von t4 in
t3) und Hormone allgemein abbaut, umbaut und herstellt,
einschließlich Geschlechtshormone wie Östrogen und
Progesteron. Das NAC wird im Körper zu Glutathion umgebaut,
einem der stärksten Antioxidantien. Glutathion hilft der Leber,
besser zu entgiften und sie zu schützen. Das Gute daran ist, dass
die Antikörper wieder sinken können, da es allgemein im Körper
entzündungshemmend wirkt und das Immunsystem stabilisieren
kann. NAC fängt freie Radikale ab und schützt den Körper vor
oxidativem Stress, was wiederum Entzündungen reduziert.

Apropos Entzündungen: Auch im Darm wurde nachgewiesen,
dass NAC - bzw. L-Cystein - bei Leaky Gut (durchlässiger Darm
durch Entzündungen) dazu beitragen kann, die 'Löcher' zu
stopfen. Ein gesunder Darm ist essenziell bei der Behandlung von
Hashimoto."

O – wie Omega 3

Omega-3-Fettsäuren gehören zu den essenziellen Fettsäuren, die
mit der Nahrung zugeführt werden müssen. Es gibt 3 Arten von
Omega-3-Fettsäuren: EPA, DHA und ALA. Die ersten beiden
finden sich in tierischen Produkten, besonders im Fisch, während
ALA in pflanzlichen Produkten wie zum Beispiel Leinöl
vorkommt. Die tierischen Omega-3-Fettsäuren werden vom
Körper deutlich besser aufgenommen als die pflanzlichen. Der
Körper kann nur ca. 0,5 - 10% ALA in EPA und DHA
umwandeln. Daher gelten die pflanzlichen Omega-3-Fettsäuren

als gute Ergänzung, jedoch nicht als Ersatz für tierisches Omega-3.

Insbesondere EPA wird zur antientzündlichen Therapie eingesetzt, da es stark entzündungshemmend wirkt, während DHA gut für die Hirnleistung ist. Beim Verzehr von Omega-3 sollte darauf geachtet werden, dass es sich um ein hochwertiges Produkt handelt, vorzugsweise in flüssiger Form. Bei Kapseln ist nicht immer sofort erkennbar, ob das enthaltene Öl bereits ranzig geworden ist. Außerdem sollte das Produkt nicht zu lange gelagert werden, um eine Oxidation zu vermeiden. Bei Omega-3 ist es ebenfalls wichtig, es nicht ohne Kontrolle über einen zu langen Zeitraum einzunehmen, um ein Ungleichgewicht mit Omega-6-Fettsäuren zu vermeiden.

S – wie Selen

Selen ist ein essenzielles Spurenelement, das der Körper selbst nicht herstellen kann und daher mit der Nahrung zugeführt werden muss. Die Schilddrüse produziert überwiegend das inaktive t4, das im Körper mithilfe von Selen in das aktive t3 umgewandelt wird. Selen hat jedoch noch eine weitere Funktion. In den Zellen kann durch freie Radikale oxidativer Stress entstehen, wodurch wiederum Wasserstoffperoxid entsteht, das ab einer gewissen Menge zellschädlich wirken kann, auch für die Schilddrüse. So kann das Schilddrüsengewebe Schaden nehmen. Selen "entschärft" sozusagen das Wasserstoffperoxid.

Aber Achtung: Es gibt drei Arten von Selen. Selenmethionin und Selenhefe sollten keinesfalls langfristig und ohne Laborkontrolle eingenommen werden, da es zu einer Überdosierung und somit zu einer Selenvergiftung führen könnte. Natriumselenit ist für die

Langzeiteinnahme geeignet. Es sollte dennoch regelmäßig kontrolliert werden, da auch hier eine Überdosierung möglich ist.

Z – wie Zink

Zink ist ein essentielles Spurenelement, das vom Körper nicht selbst hergestellt werden kann und daher täglich mit der Nahrung aufgenommen werden muss. Es wird nur sehr kurzzeitig und in geringen Mengen gespeichert. Zink hat viele Aufgaben im Körper. Insbesondere bei Autoimmunerkrankungen wie Hashimoto ist es wichtig, da es eine regulierende Wirkung auf die Hormone hat.

Zink beeinflusst die Immunabwehr und trägt zu einem gesunden und stabilen Immunsystem bei. Auch der Darm profitiert von Zink, da es eine positive Wirkung auf die Häute und Schleimhäute hat und entzündungshemmend wirkt.

Checkliste Blutwerte

Hier kannst du deine Blutwerte eintragen, die du bereits hast.
Trage auch bitte die neuen Werte ein, damit du sie im Nachhinein
vergleichen kannst

TSH	
ft3	
ft4	
TPO-AK	
TAK	
Calcitonin	
TRAK	
Aminosäuren	
Vitamin A	
Chrom	
Coenzym Q10	
B-Vitamine	
Vitamin D	
Eisen	
Vitamin E	
Kupfer	

Magnesium	
Mangan	
Omega 3	
Selen	
Zink	

CBD Öl und Hashimoto[1]

Bei Autoimmunerkrankungen sind bestimmte Botenstoffe, die so genannten Interleukine, erhöht und führen so zu Entzündungen. Im Blut haben wir so genannte T-Helferzellen (kurz: Th-Zellen). Sie gehören zu den weißen Blutkörperchen. Und es gibt die Interleukine (Kurz IL), die zu den Botenstoffen gehören und der Regulation des Immunsystems beitragen.
Es wurde in einer Studie herausgefunden, dass die Th17, IL6 und IL17 bei Autoimmunerkrankungen erhöht sind. CBD-Öl ist laut dieser Studie in der Lage, das IL10 zu erhöhen, welches antientzündlich wirkt und die Antikörper reduziert und die anderen Interleukine und T-Helfer-Zellen zu unterdrücken. Außerdem kann CBD-Öl auch schmerzlindernd wirken. Das ist natürlich erstmal super für die, die bei Hashimoto unter chronischen Muskel- und Gelenkschmerzen leiden.

---

[1] https://pubmed.ncbi.nlm.nih.gov/23892791/

Vitalpilze

In der Praxis setze ich sehr gern die Vitalpilze ein. Unter Vitalpilze versteht man Pilze, die eine besondere Wirkung auf bestimmte Erkrankungen entfalten.
Heilpilze oder auch Vitalpilze wirken regulierend auf das Hormon- und Nervensystem, Darmflora und das Immunsystem. Sie wirken entgiftend und unterstützen die Ausscheidungsorgane wie Leber, Niere, Darm und haben eine antioxidative Wirkung. Sie sind ein richtiger Allrounder in der pflanzlichen Therapie.
Übrigens. Vitalpilze kann man sogar bei einer Histaminose einsetzen, da sie hier, anders als häufig gesagt, regulierend wirken können.

Hier möchte ich die wichtigsten Pilze einmal vorstellen.
Der ABM (agaricus blaceii murrill) entfaltet eine regulierende Wirkung auf das Immunsystem, kann Entartungen vorbeugen und ist antioxidativ

Der Cordyceps wirkt auf die Hypothalamus-Hypophysenachse, hat eine ausgleichende Wirkung auf die Neurotransmitter und wirkt ausgleichend auf die Nebennieren

Der Hericium ist der klassische „Darm"Pilz. Natürlich nicht der, der unliebsam im Darm heranwächst, sondern der, der bei Entzündungen im Darm eingesetzt wird, wie z.B. bei einem Leaky Gut, aber auch bei Darmdysbiosen, was bei einem Hashimoto beinahe schon zum Standard gehört.

Der Reishi ist der Tausendsasser unter den Vitalpilzen. Es gibt kaum eine Situation, wo man ihn nicht einsetzen kann. Er wirkt Immunmodulierend, antientzündlich und hat einen positiven Effekt auf Autoimmunerkrankungen.

Kurkuma

Kurkuma (Curcuma longa), auch bekannt als Gelbwurz, ist eine Heilpflanze, die seit Jahrtausenden in der traditionellen indischen und chinesischen Medizin verwendet wird. Die Hauptwirkstoffsubstanz in Kurkuma ist Curcumin, ein starkes Antioxidans mit entzündungshemmenden und antimikrobiellen Eigenschaften.

Kurkuma wirkt:

- Entzündungshemmend: Kurkuma ist bekannt für seine Fähigkeit, Entzündungen zu reduzieren.

- Antioxidativ: Es neutralisiert freie Radikale, die Zellschäden verursachen können, und unterstützt so die Zellgesundheit.

- Unterstützend im Magen-Darm-Trakt: In der ayurvedischen Medizin wird Kurkuma zur Förderung der Verdauung und zur Linderung von Magenbeschwerden verwendet.

- Schützend auf das Herz-Kreislauf-System: Kurkuma kann den Cholesterinspiegel und den Blutdruck regulieren.

- Stärkend auf das Immunsystem: Es wird mit einer verbesserten Immunantwort in Verbindung gebracht.

Anwendungsmöglichkeiten:

- Als Gewürz: In der Küche, insbesondere in der indischen und südostasiatischen Küche, ist Kurkuma weit verbreitet. Es kann Currys, Eintöpfen und Suppen hinzugefügt werden.

- Tee oder Extrakte: Kurkuma kann als Tee getrunken oder in Form von Nahrungsergänzungsmitteln eingenommen werden.

Tipps zur Einnahme:

Curcumin wird besser in Verbindung mit Piperin (einem Bestandteil von schwarzem Pfeffer) aufgenommen, da dies die Bioverfügbarkeit erheblich erhöht. Auch fettlösliche Substanzen wie Öl können die Aufnahme fördern.
Trotz der vielen gesundheitlichen Vorteile sollte Kurkuma in therapeutischen Dosen vorsichtig und in Absprache mit einem Heilpraktiker oder Arzt eingenommen werden, besonders bei Menschen, die Blutverdünner oder andere Medikamente einnehmen.

Weihrauch

Weihrauch kann die Schilddrüsenfunktion unterstützen, besonders bei den Autoimmunerkrankungen Hashimoto Thyreoiditis und Morbus Basedow, da er entzündungshemmende Eigenschaften besitzt. Hashimoto ist häufig mit chronischen oder stillen Entzündungen (so genannte silent inflammation) verbunden. Weihrauch kann die Entzündungsprozesse durch die Blockade von 5-Lipoxygenase hemmen und somit die Schilddrüse entlasten.

(5-Lipoxygenase ist ein Enzym, das im Fettstoffwechsel beteiligt ist, speziell bei der Arachidonsäure. Es ist an der Produktion von Molekülen beteiligt, die wiederum Entzündungen auslösen können.)

Weihrauch hat eine regulierende Wirkung auf das Immunsystem, indem es die überschießende Aktivität des Immunsystems reduziert. Traditionell wird Weihrauch bei Stress eingesetzt, da er angstlösende und beruhigende Eigenschaften hat und das Wohlbefinden unterstützen kann.
Allerdings sollte Weihrauch nur nach Absprache eingenommen werden, da er eine Wechselwirkung mit Schilddrüsenhormonen hat.

Artischocke

Schon seit Jahrhunderten wird die Artischocke wegen ihrer positiven Wirkung in der Medizin verwendet. Die Artischocke enthält Cynarin, Flavonoide und Inulin, die verschiedene gesundheitliche Vorteile bieten.

Besonders bekannt ist die Artischocke in der Leber- und Gallenblasenregeneration. Sie fördert die Produktion der Gallenflüssigkeit und unterstützt die Leberfunktion. Das kann die Verdauung, besonders die Fettverdauung, verbessern und Gallensteine verhindern. Da die Umwandlung von T4 in T3 zu ca. 60% in der Leber stattfindet, ist es umso wichtiger, dass die Leber gut funktioniert.

Die Artischocke kann dazu beitragen, dass der Cholesterinspiegel, besonders das schlechte LDL-Cholesterin (LDL = Lass-Das-Lieber Cholesterin), sinkt. Außerdem hat die Artischocke eine verdauungsfördernde Wirkung und wird traditionell zur Linderung von Verdauungsproblemen wie Blähungen, Völlegefühl und Verdauungsstörungen verwendet. Sie regt die Produktion von Magensäure an, die bei Hashimoto häufig im Mangel ist, was die Nährstoffaufnahme verbessert und Verdauungsbeschwerden lindert.

Artischocken enthalten eine Vielzahl von Antioxidantien, die helfen können, oxidative Schäden durch freie Radikale zu bekämpfen. Dies könnte entzündliche Prozesse im Körper reduzieren und zum Schutz vor chronischen Krankheiten wie Herz-Kreislauf-Erkrankungen beitragen.
Inulin ist eine Art präbiotischer Ballaststoff, der sich positiv auf den Blutzuckerspiegel auswirken kann. Dies macht Artischocken zu einem potenziellen Hilfsmittel für Menschen mit Diabetes

oder Insulinresistenz. Gerade die Insulinresistenz ist bei Hashimoto häufig weit verbreitet.

Hashimoto-Patienten neigen zu Wassereinlagerungen aufgrund von Entzündungen. Artischocken haben eine leichte harntreibende Wirkung, was helfen kann, überschüssige Flüssigkeiten aus dem Körper zu entfernen und Schwellungen zu reduzieren. Der hohe Gehalt an Vitaminen (insbesondere Vitamin C) und Mineralstoffen kann das Immunsystem und die Nebennieren stärken. Besonders die Nebennieren sind bei Hashimoto häufig betroffen und können zu Erschöpfung und Müdigkeit führen.

Schüßler Salze

Schüßlersalze sind eine alternative Heilmethode, die auf den Theorien von Wilhelm Heinrich Schüßler basiert. Diese Salze sollen das Gleichgewicht der Mineralstoffe im Körper wiederherstellen und so die Gesundheit fördern. Schüßlersalze sind als Türöffner zu verstehen. Sie machen die Zellen sensibel für die Aufnahme von Mineralstoffen. So können die Mineralstoffe besser in die Zelle geleitet werden.

Eine empfohlene Basiskur bei Hashimoto ist die folgende:

- Nr. 3 Ferrum phosphoricum D12
- Nr. 6 Kalium sulfuricum D6
- Nr. 11 Silicea D12
- Nr. 12 Calcium sulfuricum D6

Über drei Wochen nehmen Sie über einen Tag verteilt je fünf Tabletten und lassen sie im Mund zergehen.

Fermentation und Kombucha

Fermentation kann einige gesundheitliche Vorteile bieten, insbesondere durch die Förderung einer gesunden Darmflora. Bei Hashimoto ist häufig der Darm betroffen. Auch hier sei nochmal erwähnt, dass ca. 20–30% der Hormone T4 in T3 aktiviert werden. Fermentierte Lebensmittel wie Joghurt, Sauerkraut, Kimchi, Kefir und Kombucha enthalten probiotische Bakterien, die helfen können, das Gleichgewicht der Darmmikrobiota zu verbessern. Eine gesunde Darmflora kann potenziell dabei helfen, Entzündungen zu reduzieren und das Immunsystem zu regulieren, was für Menschen mit Autoimmunerkrankungen von Vorteil sein kann.

Kombucha ist ein tolles Getränk. Es wird mit einem sogenannten SCOBY – dem Teepilz – sowie schwarzem Tee, Zucker und Wasser hergestellt. Keine Sorge, der Zucker wird komplett umgewandelt, sodass die guten Bakterien wachsen können. Besonders im Sommer ist Kombucha ein sehr leckeres Erfrischungsgetränk.

Im Internet findet ihr die Firma „Fairment". Die haben alles, was das Herz begehrt, zum Thema Fermentation. Ihr bekommt dort Starterkulturen, Zubehör, Rezepte usw. Im Anhang habe ich euch einen Gutschein beigefügt.

Do it yourself für Couchpotatos und Hamsterradläufer

Es ist ja so: Der Therapeut ist nur so gut, wie der Patient mitmacht. Daher habe ich hier nochmal eine kleine Zusammenfassung für dich, was du selbst durchführen kannst, um die Therapie noch besser zu unterstützen.

Schilddrüsenwickel:

Mit frisch geriebenem Ingwer, wenn dir ständig kalt ist, oder Quarkwickel, wenn du Druck im Hals hast und unruhig bist und schlecht schlafen kannst. Gern täglich in den Abendstunden für eine halbe Stunde.

Leberwickel:

Kann nie schaden und ist immer eine gute Idee. Besonders wenn du nicht richtig zur Ruhe kommst oder schlecht einschlafen kannst. Nehme dafür einen heiß-feuchten Waschlappen und lege ihn dir unter der rechten Brust auf die Rippen. Die Leber liegt hinter den Rippen und kommt nur bei einer tiefen Einatmung unten zum Vorschein. Daher direkt auf die Rippen legen. Darüber ein trockenes Tuch und eine Wärmflasche obendrauf. Gern eine halbe Stunde.

Atemtraining:

Auch das geht immer. Wo immer du gehst oder stehst, wo immer du gerade bist, atme dich frei. Schaue dir im Buch von Ralf Skuban (die Buteyko Methode) die Atemtechniken an und suche dir deine aus, mit der du zurechtkommst und die dir liegt.

Eisbaden:

Für alle, die es wissen wollen:
Grundsätzlich ist es immer gut, aber leider traut sich nicht jeder ins kalte Nass. Gehören Sie zu den Mutigen, gönne dir gern ruhig ein bis zwei Mal die Woche (es kann auch öfter sein) ein schönes Eisbad. Anleitungen findest du überall im Netz, auch für Einsteiger. Eisbaden regt den Stoffwechsel an, fördert die Durchblutung und wirkt stark entzündungshemmend und baut dir die Mitochondrien wieder auf.

Ruheinseln:

Ruheinseln sind etwas Feines. Wo wir doch alle so gestresst sind und uns um Gott und die Welt kümmern, vergessen wir uns selbst viel zu oft. Was hindert dich daran, einmal egoistisch zu sein und dich ins Café zu setzen und einfach mal für dich einen Kaffee zu genießen, egal, wie viel du gerade noch zu tun hast? Oder mach doch mal nichts. Glaube mir: Deine Arbeit und deine Aufgaben bleiben dir treu und werden dich so schnell nicht verlassen. Sie sind noch da, wenn du von deiner Ruheinsel zurückkehrst.

Achtsamkeit:

Ich habe das Buch „Achtsam Morden" verschlungen und konnte kaum genug davon bekommen. Joschka Breitner mit seinem fiktiven Buch „Entschleunigt auf der Überholspur – Achtsamkeit für Führungskräfte" hat in so vielen Passagen seines Buches recht. Wenn du deiner Arbeit nachgehst, dann konzentriere dich darauf. Wenn du auf deiner Ruheinsel bist, dann bist du auf deiner Ruheinsel. Bist du aber auf deiner Ruheinsel und gehst gedanklich deiner Arbeit nach, dann bist du nicht achtsam. Überlege dir, wie du achtsamer und liebevoller mit dir selbst durch die Welt gehst.

Waldbaden:

Leider noch immer nicht für jeden bekannt. Dabei wird Waldbaden in Asien mittlerweile sogar auf Rezept verordnet. Waldbaden ist nicht einfach nur in einen Bach im Wald springen und sich erfrischen.

Waldbaden bedeutet, in einem ganz langsamen Tempo (gerade so, dass du das Gleichgewicht halten kannst) durch den Wald zu schlendern. Hast du schon mal nach der Farbe Blau im Wald Ausschau gehalten? Du denkst, diese Farbe gibt es nicht im Wald? Na dann bist du nicht achtsam durch den Wald geschlendert. Achte einmal darauf, was du alles hörst: das Knacken der Äste, das Rascheln von Laub, Vögel, ein Flugzeug, Autos usw. Was siehst du alles? Was kannst du riechen? Wie riecht es denn? Wann hast du das letzte Mal über Sterngras gestrichen? Wie fühlt sich ein Stück Baumrinde auf dem Unterarm an, wenn du sie darüberstreichst?

Wann hast du dich das letzte Mal auf einen Baumstamm gelegt und in den Himmel geschaut? Wie fühlt es sich an? Was hörst und riechst du, wenn du die Augen dabei schließt? Zum Abschluss deines Waldbadens mache ein paar Atemübungen oder Tai Chi oder Chi Gong.

Die Terpene (das sind die ätherischen Öle der Bäume) haben eine blutdrucksenkende Wirkung. Sie wirken beruhigend, ausgleichend und entzündungshemmend. Wusstest du, dass die Luft im Wald unter den Bäumen nahezu rein ist? Die Blätter der Bäume filtern alle Verunreinigungen in der Luft heraus.

Sport:

Hast du schon einmal etwas von Tabata gehört? Tabata ist ein HIIT (High Intensity Interval Training). Hier gilt es, in Intervallen bestimmte Übungen zu machen. Solltest du eher zu den Couchpotatos gehören, ist das eine wahrhaft erfolgsversprechende Sportart, die dich langsam wieder in Bewegung bringt, ohne dass deine Nebennieren erschöpfen und du eine lange Erholungszeit brauchst.

Beginne mit 4 Minuten am Tag. Die Intervalle sind immer 20 Sekunden alles geben und 10 Sekunden Stillstand. Also bei 4 Minuten hast du 8 Durchgänge. Und da darfst du dir Übungen aussuchen, die dir am besten in den Kram passen, sei es Liegestütze, Crunches, Boxen, Rennen, Radfahren, Kniebeugen... was es auch ist. Es ist alles erlaubt. Du kannst eine Übung 8 Mal wiederholen oder 2 Übungen je zwei Mal oder drei Übungen oder vier – wie du magst.

Aber wenn du sie machst, dann mit aller Intensität, die du nur irgendwie aus dir herausholen kannst. Und wenn du fit genug bist, dann kannst du gern auf 8 Minuten, 12 Minuten, 16 Minuten Schritt für Schritt dein Training ausweiten. Das HIIT-Training hat den Vorteil, Fett in Muskeln umzubauen. Muskeln haben eine antientzündliche Wirkung und bringen den Stoffwechsel wieder in Gang.

Schilddrüsenselbstmassage:

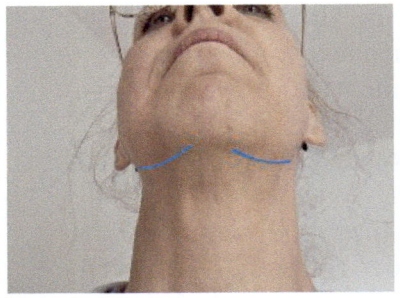

Hier gehst du mit je Hand 3-4 Fingerkuppen sanft links, rechts im Wechsel in das Gewebe rein. Sozusagen unter/hinter dem Unterkiefer. Es soll angenehm sein und auf gar keinen Fall weh tun. Wiederhole beide Seiten ca. 5-10 Mal.

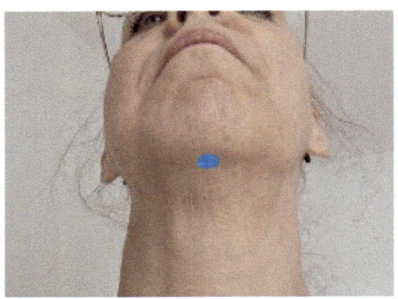

Hier nimmst du beide Daumenkuppen und legst sie sanft in der Mitte unterhalb des Kinns auf diesen Punkt. Auch hier wechselst du den Druck immer ab. Links, rechts.

Wiederhole es 5-10 Mal

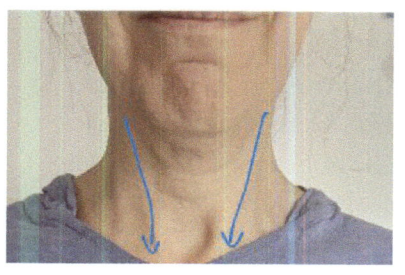

Hier streichst du sanft links und rechts am Hals vor und hinter dem dicken Muskel einige Male von oben nach unten aus. Auch

Hier erst die eine, dann die andere Seite oder im Wechsel.

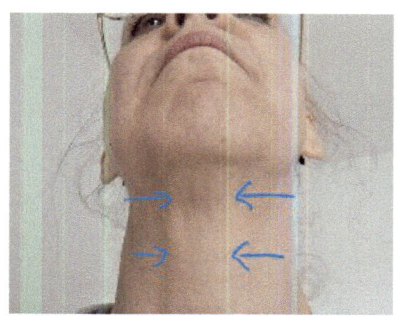

Bei den oberen beiden Pfeilen handelt es sich um das Zungenbein.
Du spürst da etwas festes, wenn du weiter nach außen dich am Hals berührst. Mit einem oder zwei Finger pro Seite kannst du sanft das Zungenbein nach links

und rechts schieben.

Dann nimmst du die unteren beiden Pfeile. Das ist der Kehlkopf. Keine Sorge. Das tut nicht weh. Sollte zumindest nicht. Wenn ja, bist du zu fest. Wiederhole jede Seite 5–10-mal

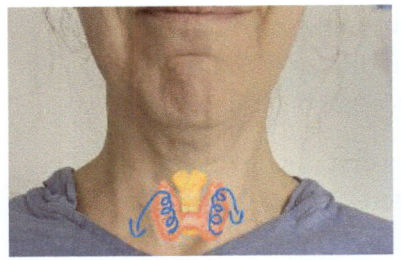

Hier siehst du die eigentliche Schilddrüsenmassage. Die kommt, wenn du die oberen Punkte abgearbeitet hast. Das ist sozusagen die Vorbereitung für diesen Schritt.
Bitte massiere dir beide Seiten sanft im Wechsel und nicht gleichzeitig. Auch hier bitte ganz sanft. Denke dran. Die Schilddrüse ist sehr sensibel.

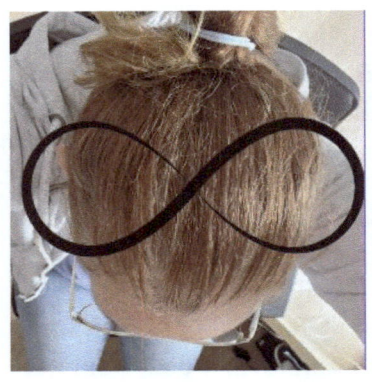

Zum Schluss machst du mit deinem Kopf eine liegende 8. Mal in die eine, mal in die andere Richtung.

Aber passe hier bitte auf, dass du es nicht zu oft wiederholst. Es kann sonst zu Kopfschmerzen, Schwindel und Übelkeit führen. Wir haben im Nacken viele propriozeptive Rezeptoren, die den Parasympathikus anregen. Das kann zu solchen Symptomen führen. Fange erst langsam mit 2-3 Kreisungen an und steigere es langsam je nach Verträglichkeit.

Damit mobilisierst du die Halswirbelsäule und ist besonders bei KPU/HPU und HWS-Traumata sehr zu empfehlen.

Die Schildrüsenmassage solltest du bitte nicht am Abend durchführen. Das kann wiederum so sehr die Schilddrüse anregen, dass sie zu viel Hormone ausschüttet und du die Nacht nicht schlafen kanst.

Glossar

Verzeichnis Fachbegriffe

Adenom	Gutartige (benigne) Geschwulst
Antikörper	Vom Immunsystem gebildetes Eiweiß, damit der Feind aus dem Abwehrsystem entfernt werden kann
Autoimmunerkrankung	Immunsystem bekämpft körperfremde und körpereigene Stoffe wie z.b. Gewebe
Autoimmunthyreoiditis	z.B. Hashimoto
Autonomes Adenom	Schilddrüsenknoten, der eigenständig ohne Auftrag produziert
Autonomie	Eigenständig
Benigne	Gutartig
Blutserum	Unter dem Begriff Blutserum versteht man den flüssigen, nicht-zellulären Teil des Blutes. Es besteht zu 91 % aus Wasser, 7 % aus Eiweiß und 2 % aus Nährstoffen, Salzen, Abfallstoffen und Hormonen.
Bruxismus	Zähneknirschen oder Pressen
Drüsen	Organe, die Sekrete absondern (Schilddrüse = Hormone, Brustdrüse = Milch, Leber = z.B. Gallensäure, Bauchspeicheldrüse = Insulin und Verdauungsenzyme...)

Endokrin	Es werden Stoffe (Hormone) in den Blutkreislauf (nicht in den Magen Darm) abgegeben
Endokrine Orbitopathie	Entzündungen der Augenmuskeln und des Bindegewebes der Augenhöhle (Orbita), die meist bei Schilddrüsenüberfunktion oder M. Basedow auftritt
Endokrinologie	Lehre der Hormone
Entzündung	Abwehrreaktion des Körpers auf Fremdstoffe. Erkennungszeichen: Rötung, Schwellung, Erwärmung, Schmerzen, Funktionseinschränkung
Exophthalmus	Krankhaftes hervortreten der Augäpfel
Fatigue	Krankhaft anhaltender geistiger und körperlicher Müdigkeit und Erschöpfung
Ft3	T3 = Trijodthyronin, frei bedeutet nicht an Eiweiße gebunden, schwimmt im Blut lose rum
Ft4	T4 = thyroxin, Levothyroxin, Tetraiodthyroxin, frei bedeutet nicht an Eiweiße gebunden, schwimmt im Blut lose rum
Genetische Disposition	Erblich veranlagt. Im Erbgut festgelegte Anfälligkeit für Krankheiten
Glandula Thyreoidea	Fachbegriff für Schilddrüse
Hashimoto Thyreoiditis	Autoimmunerkrankung der Schilddrüse

Heiße Knoten Autonome Knoten	Aktive Knoten in der Schilddrüse, die vermehrt Schilddrüsenhormone produzieren. Nehmen Jod auf. Autonome Knoten können von der Hypophyse nicht mehr angesteuert werden. Sie produzieren unkontrolliert. Erscheinen im Szintigramm gelb bis rot
Herzrhythmusstörungen Extrasystolen	Alle Veränderungen des normalen Herzrhythmus. Zu schnell, zu langsam, zu unregelmäßig Extrasystolen sind im gewissen Rahmen physiologisch – also normal. Es sind Extraschläge, die jeder täglich hat
Hormone	Botenstoffe. Sie werden von einem Organ produziert, um im Ziel (anderes Organ oder Wirkungsort) eine Wirkung zu erzielen.
Hypophyse	Hirnanhangdrüse. Der Abteilungsleiter im Hormonsystem. Er steuert andere Hormonproduzierende Organe an und gibt ihnen den Auftrag mehr oder weniger zu produzieren
Hypothalamus	„Tor zum Bewusstsein". Der Big-Boss im Hormonsystem. Misst die Konzentration der Hormone im Blut und gibt den Befehl mehr oder weniger an Hormone zu produzieren, seinem Abteilungsleiter – der Hypophyse
Hypertroph	Eine Vergrößerung des Gewebes. Zellen wachsen, vermehren sich aber nicht.

Hyperthyreose (Merkhilfe: HypER – übER)	Überfunktion der Schilddrüse
Hypothyreose (Merkhilfe: HyPO – Po ist unten)	Unterfunktion der Schilddrüse
Infusion	Über eine Nadel in die Vene gegebene Substanz wie ein Medikament oder Nährstoffe. Oder auch im Volksmund Tropf genonannt.
Iod (Jod)	Ein wichtiges Spurenelement nicht nur für die Schilddrüse, sondern für alle Drüsen. Alle Drüsen sind Jodabhängig. In der Schilddrüse zur Herstellung von Hormonen
Kalte Knoten	Inaktive Knoten. Produzieren keine Schilddrüsenknoten, nehmen kein Jod auf, sind in der Regel gutartig (Entartungsrisiko liegt unter 1-3%), erscheinen im Szintigramm eher grün-blau
Kropf	Meist durch ein Jodmangel vergrößerte Schilddrüse
Maligne	Bösartig
µg	Mikrogramm = 1 Millionstel Gramm
Morbus Basedow	Autoimmunerkrankung der Schilddrüse, bei der unkontrolliert hohe Mengen an Schilddrüsenhormone produziert werden

NDT	Natural Desiccated Thyroid, zu Deutsch: natürliche Schilddrüsenhormone oder Schilddrüsenextrakt. Hier wird die Schilddrüse vom Schwein, Rind oder Pferd getrocknet und pulverisiert. Es sind alle über 30 Hormone der Schilddrüse vorhanden. Dienst als Alternative zum Schilddrüsenhormon wie z.B. L-Thyroxin, dem T4 Schilddrüsenpräparat
NEM	NahrungsErgänzungsMittel, Vitaminen, Spurenelemente...
ng	Nanogramm, 1 Milliardstes Gramm
Nodosa (Nodus) Multinodosa	Knoten (Kern) Mehrere Knoten
Östrogendominanz	Absolute: wenn zu viel Östrogen im System vorhanden ist Relative: wenn im Verhältnis zum Progesteron zu viel Östrogen ist.
pg	Pikogramm, 1 Billionstes Gramm
Punktion	Mit einer ganz feinen Nadel aus einem Organ oder Gewebe eine kleine Probe entnehmen.
Radiojod Therapie	Radioaktives Jod wird über eine Kapsel eingenommen. Da das Jod sich in der Schilddrüse anreichert, wird die radioaktive Substanz mitgeschleppt und zerstört das krankhafte Gewebe in der Schilddrüse

Sonographie	Ultraschalluntersuchung. Ultraschallwellen (wie es die Fledermäuse zur Ortung nutzen) werden vom Gewebe wie ein Echo an den Schallkopf zurückgeworfen. Das Ultraschallgerät empfängt die ankommenden Wellen und erstellt daraus ein Bild
Struma	Vergrößerung der Schilddrüse
Subakut	Ein Zwischending von akut (jetzt) und chronisch (lang anhaltend)
Szintigraphie	Hier wird eine schwach radioaktive Jodsubstanz gespritzt. Das Jod schleppt die radioaktive Substanz mit in die Schilddrüse und so können Knoten sichtbar gemacht werden. Heiße Knoten erscheinen gelb-rot Kalte Knoten erscheinen grün-blau
TG	Thyreoglobulin, Speichereiweiß der Schilddrüsenhormone
Thyreoiditis (itis = immer Entzündung)	Schilddrüsenentzündung
Thyreoiditis de Quervain	Subakute Entzündung der Schilddrüse meist mit Fieber und Schmerzen. Heilt von selbst wieder ab
TPO	Thyreoperoxidase. Ein Enzym, was für die Bildung der Schilddrüsenhormone nötig ist

TPO-AK	Thyreoperoxidase-Antikörper sind Antikörper gegen die Thyreoperoxidase. Bei Hashimoto und Morbus Basedow erhöht
TRAK	TSH-Rezeptor-Antikörper. Der Körper bildet Antikörper gegen die Rezeptoren der TSH
TRH	Thyreotropin Releasing Hormon. Vom Hypothalamus produziertes Hormon, welches zur Hypophyse gelangt, die wiederum die Organe anregt oder ausbremst zu produzieren
TSH	Thyreoidea stimulierendes Hormon. Je höher, desto mehr wird die Schilddrüse angeregt zu produzieren, je niedriger, desto mehr wird die Schilddrüse ausgebremst zu viel zu produzieren
Tumor	Heißt auf Deutsch erstmal nur Schwellung. (einen Tritt vors Schienbein gibt eine Beule. Diese heißt auf Schlau Tumor) Man unterscheidet zwischen benigne (gutartige Neubildung von Gewebe) und maligne(bösartige Neubildung von Gewebe)

Quelle der Tabelle:

https://www.hexal.de/patienten/ratgeber/schilddruese/fachbegriffe erklaert

Gutschein-Codes

Tisso Gutschein- Code: 491712539

Norsan Gutschein-Code: EN155

NatuGena Gutschein-Code: 4247

Smaints Gutschein-Code: NaturMed

No Coffee Gutschein-Code: naturmed15

fairment Gutschein-Code: 74AD61430A7

foten - Gutschein-Code: zzvzenaa (Omega 3 Dorschöl oder Algenöl von der Firma Norsan für Hunde, Katzen und Pferde)

Nützliche Adressen und Bücher

Bücher:

Kyra und Sascha Kauffmann:
- Jod - Schlüssel zur Gesundheit
- Der Histamin Irrtum

Alexandra Nau:
- Lerne deine Schilddrüse besser kennen

Lynne Farrow:
- Die Jodkrise

Dr. Urlich Strunz
- Die Amino Revolution

Jessie Inchauspé:
- Der Glukose-Trick

Susanne Sander + Dr. Beatrix Schweiger
- Vitamin D - Therapieoption bei Autoimmunerkrankungen

Ralph Skuban:
- Die Buteyko Methode
- Atmen

Christina Koller:
- Atme bewusst, lebe intensiv

Internet-Adressen:

Glutenfreie Backmischungen:
- www.dr.almond.de

- Tanjas glutenfreie Rezepte:
https://www.rezepte-glutenfrei.de/

- Backen macht glücklich
https://www.backenmachtgluecklich.de/ (hier werden
Alternativen für Lebensmittel aufgelistet)

- Dr. Almond
https://lowcarb-glutenfrei.com/

Heilpraktiker und Ärzte:

- Robert Kroll:
www.robert-kroll.de

- Dr. Markus Braunfels
www.sono2learn.de/ultraschallkurse/

Glutenfreie Frühstücksrezepte:

Glutenfreier Haferbrei:

Zutaten:
- 100 g glutenfreie Haferflocken
- 300 ml Pflanzenmilch
- 1 Banane (in Scheiben)
- 1 TL Zimt
- 1 TL Honig oder Sirup
- Früchte nach Wahl

Zubereitung:
1. Haferflocken und Milch in einem Topf zum Kochen bringen.
2. Hitze reduzieren und 5 Minuten köcheln lassen.
3. Mit Zimt, Honig und frischen Früchten servieren.

Alternativen:
Statt Haferflocken, Buchweizenflocken.
Buchweizenstabilisiert den Blutzucker und ist Proteinreich.
Statt Pflanzenmilch, kann normale Tiermilch oder Wasser genutzt werden.

Rührei mit Gemüse

Zutaten:
- 4 Eier
- 1 Paprika (gewürfelt)
- 1 kleine Zucchini (gewürfelt)
- 1/2 Zwiebel (gehackt)
- Salz, Pfeffer und Olivenöl

Zubereitung:
1. Zwiebel und Gemüse in Öl anbraten.
2. Die Eier hinzufügt und unter Rühren garen.

Quinoa-Pfannkuchen

Zutaten:
- 100 g gekochte Quinoa
- 2 Eier
- 50 g Milch (oder pflanzliche Milch)
- 1 TL Backpulver oder Natron
- Eine Prise Salz
- Butter oder Öl zum Braten

Zubereitung:
1. Alle Zutaten gut vermengen.
2. In einer Pfanne bei mittlerer Hitze goldbraune Pfannkuchen backen.

Tipp:
Lecker mit Beeren belegen

Bananen-Ei-Pfannkuchen

Zutaten:
- 1 Banane
- 2 Eier
- Eine Prise Zimt

Zubereitung:
1. Banane zerdrücken und mit Eiern und Zimt vermengen.
2. In einer Pfanne kleine Pfannkuchen backen.

Gebackene Eier in Avocado

Zutaten:
- 2 Avocados
- 4 Eier
- Salz und Pfeffer

Zubereitung:
1. Avocados halbieren, den Kern entfernen und etwas Fruchtfleisch auslöffeln.
2. Eier in die Avocadohälften geben und bei 180 °C ca. 15 Minuten backen.

Spinat-Feta-Omelett

Zutaten:
- 2 Eier
- 50 g frischer Spinat
- 30 g Feta-Käse (zerkrümelt)
- Salz und Pfeffer

Zubereitung:
1. Eier in einer Schüssel verrühren, Spinat dazugeben und würzen.
2. In einer Pfanne anbraten und mit Feta bestreuen.

Glutenfreie Brötchen

Zutaten:
- 250 g glutenfreies Mehl
- 1 TL Backpulver
- 1 EL Olivenöl
- 200 ml Wasser
- 1 Prise Salz

Zubereitung:
1. Alle Zutaten vermengen und zu Brötchen formen.
2. Bei 200 °C ca. 20 Minuten backen.

Rote-Bete-Salat mit Feta

Zutaten:
- 200 g gekochte Rote Bete (gewürfelt)
- 50 g Feta-Käse
- 1 Handvoll Rucola
- 2 EL Olivenöl
- Balsamico-Essig

Zubereitung:
1. Alle Zutaten in einer Schüssel vermengen und mit Dressing anmachen.

Overnight Oats mit Nüssen

Zutaten:
- 100 g glutenfreie Haferflocken
- 200 ml Pflanzenmilch
- 1 EL Nüsse (gehackt)
- 1 TL Honig
- Obst nach Wahl

Zubereitung:
1. Haferflocken mit Milch und Nüssen vermengen, über Nacht im Kühlschrank quellen lassen.
2. Mit Obst und Honig servieren.

Alternative:
Buchweizenflocken statt Haferflocken.
Buchweizen stabilisiert den Blutzucker, macht weniger Blutzuckerspitzen und ist Proteinreich